JN330158

Jan Egelberg

Current Facts on Periodontal Therapy Q & A

河西千州/原　宜興/弘岡秀明/古市保志　訳

J. エーゲルバーグ/Q&A方式で知る歯周治療のEBM

Original English Edition
Copyright © 1999 Jan Egelberg and OdontoScience

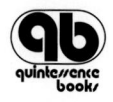

J. エーゲルバーグ／Q&A方式で知る歯周治療のEBM
2003年3月10日　第1版　第1刷発行

web page address http://www.quint-j.co.jp/
e-mail address:info@quint-j.co.jp

著　　者	ヤン エーゲルバーグ Jan Egelberg
訳	カワニシセンシユウ　ハラ　ヨシタカ　ヒロオカヒデアキ　フルイチヤス シ 河西千州／原　宜興／弘岡秀明／古市保志
発 行 人	佐々木一高
発 行 所	クインテッセンス出版株式会社 東京都文京区本郷3丁目2番6号　〒113-0033 クイントハウスビル　電話(03)5842-2270(代表) 　　　　　　　　　　(03)5842-2272(営業部) 　　　　　　　　　　(03)5842-2279(書籍編集部)

印刷・製本　三松堂印刷株式会社

Ⓒ2003　クインテッセンス出版株式会社　　禁無断転載・複写
Printed in Japan　　落丁・乱丁本はお取り換えいたします。
　　　　　　　　　　ISBN4-87417-760-3　C3047
定価はカバーに表示してあります。

J. エーゲルバーグ／
Q&A方式で知る

歯周治療のEBM

Jan Egelberg 著

河西千州／原　宜興／弘岡秀明／古市保志　訳

クインテッセンス出版株式会社

Tokyo, Berlin, Chicago, London, Paris, Barcelona, São Paulo, New Delhi, Moscow, Prague, Warsaw, and Istanbul

訳者一覧

河西千州
東京都開業

原　宜興
長崎大学大学院医歯薬学総合研究科医療科学専攻
発生分化機能再建学講座　歯周疾患病因・再生解析学

弘岡秀明
東京都開業

古市保志
鹿児島大学歯学部歯科保存学講座（2）

訳出協力者

加藤芳文／古賀里奈／松永祐佳子／幸地智代／朝長久美子／萩原秀幸／増山千絵／村川明子／山下陽子／山田明子／吉本真弓（長崎大学大学院医歯薬学総合研究科医療科学専攻　発生分化機能再建学講座　歯周疾患病因・再生解析学）

目次

序文

訳者序文

1	口腔衛生法	9
2	口腔衛生指導	24
3	歯周初期治療	28
4	歯石の除去と根面への処置	45
5	追加治療のための再評価と基準	48
6	到達（アクセス）／切除的歯周外科	53
7	全身的抗生物質療法	61
8	歯肉縁下抗生物質療法	64
9	歯の動揺，咬合調整，固定	68
10	歯根分割	70
11	トンネル形成	72
12	再生治療	73
13	喫煙者・非喫煙者の治療	80
14	医学的に問題のある患者の治療	82
15	メインテナンス治療	85
16	歯の喪失	88
17	付着歯肉の欠如	91
18	限局した歯肉退縮の処置	93
19	若年性歯周炎の治療	97
20	壊死性歯周炎の治療	100
21	参考文献	102

序文

　私は，ここ何年かにわたってオーラル・ハイジーンの方法，そして歯周療法の文献の評価に携わり，文献の要点および代表的な臨床研究を2冊の本にした．(これらの本については，参考文献を参照されたい)

　本書は，これら2冊の内容を凝縮したもので，歯周療法のさまざまな見地を早急に最新のものにしたい臨床家のために書かれたものである．歯学部や歯科衛生士学校の生徒は試験の準備に本書を調べるであろう．本文をQ&A形式にし，さらに各ページ左端に見出しの形で質問を短縮して載せた．このレイアウトによって，読みやすく，そして調べやすくなっていることを期待する．臨床試験結果の例が，いくつかのトピックスに含まれている．それらのグラフ，表，そして解釈は本文と区別された形式で挿入されている．そうすることにより，読者は容易にこれらの例が本書の本筋をなすものではないことを理解し，個別の論評が可能である．

　本書の読者が歯周治療にそれぞれの答えを見いだすことができ，また種々のトピックスに対してさらに，そしてより詳細な学習欲を鼓舞することを期待する．

Jan Egelberg

訳者序文

　Evidence based medicineがいわれて久しいが，どの程度現実的に行われているかは不明である．医療関係の一般向けニュースで取り上げられるほど，その普及は十分でないことは想像に難くない．

　著者Jan Egelberg先生とは，私が歯学生となるかなり以前から個人的に親しくさせていただいている．先生の示されてきた姿勢は，あらゆる面で私に大きな影響を与えてきた．先生は，現在もスウェーデンをはじめヨーロッパ，北米はもちろんのこと，その他の地域においても臨床家のみならず研究者をも対象とした指導を望まれて行っており，その影響は私個人にとどまるものではない．残念ながら日本において一般にその名を広くは知られていないようであるが，専門家を主な対象とした代表的な著書である「Periodontics-The Scientific Way」と「Oral Hygiene Methods-The Scientific Way」は，その表題のごとく，まさにEvidence based medicineに基づき各テーマごとに多くの文献を紹介しながらコメントを添え，問題に対しいかに考察し対処するかを示したユニークなボリュームある著作で，広く海外で読まれている．本書の特徴は著者が紹介しているため省くが，当初英文で刊行され，のちに各国においてフランス語，スウェーデン語で出版，現在ドイツ語，ポルトガル語，そして中国語での出版作業が進行中である．

　Egelberg先生より本書の日本語版を出版することは難しいかとの相談を受けてから今まで，密にスウェーデンと日本を往復し先生とやり取りをするなか，可及的に確実で新しい内容で出版しようとの考えから，英文による初版と比較して内容的に改変を加え，幸いにも本書を今まで出版されたもののなかでは最新版とすることができた．本書が日本においても，歯科医師，歯科衛生士，そして歯学生の方々にEvidence based medicineに基づく対応ができるよう有益なものになることを願ってやまない．

　なお，本書の出版にあたり翻訳に当たられた先生方，またさらに私とともに校閲をお手伝いいただいた古市先生には，著者に代わって感謝の意を伝えたい．

平成15年1月

河西千州

1 口腔衛生法
Oral Hygiene Methods

■ ブラッシング法
Toothbrushing methods?

Q：どのようなブラッシング法を奨めたらよいか？

A：さまざまなブラッシング法のプラーク除去効果を比較する研究結果では，異なるテクニック（たとえばバス法，チャータース法，描円法，ローリング法，スクラビング法）における差異はほとんど実証されていない．加えて，すべての方法はとくに歯間部が広く開いている患者の隣接面に対しては，効果がないとみなされている．

したがって，患者がブラッシングによる擦過傷を起こすような方法を使わないかぎり，特定のブラッシング法を取り入れる必要はないようである（p.14参照）．その代わりに，患者独自のブラッシング法で磨けていない放置された部位に対して，効果が上がるように方法を改良することに努力を払うべきである．

■ 歯ブラシのデザイン
Toothbrush design?

Q：清掃効果を良くする歯ブラシのデザインはあるのか？

A：ブラッシング効果を高めるとして新しいデザインの歯ブラシが紹介されている．このことは，Aquafresh Flay Direct, Colgate Total, Crest Complete, Crest Deep Sweep, Jordan Exact, Oral-B Advantage, Oral-B Cross Action, Reach Advanced Design*のような歯ブラシを含む．

新しい歯ブラシは，従来の歯ブラシやまたはそれぞれの歯ブラシと比較されてきた．それらの歯ブラシを2〜6か月間患者に使用してもらった限られた研究結果からは，従来の平らな毛先の歯ブラシより新しい形の歯ブラシが優れているということを納得させる証拠を示していない．このことは，新しいダブルヘッドやトリプルヘッドの歯ブラシも含んでいる．

*口腔衛生用具の命名は国によって異なるであろう．ここでは研究論文に使用された命名を使用している．

1 Oral Hygiene Methods

■電動ブラシ
Electrical toothbrushes?

Q: 電動歯ブラシは手動の歯ブラシより優れているか？

A: 電動歯ブラシは，半世紀前に紹介された．数年にわたり市場に出回っている電動歯ブラシのほとんどは，ブラシのヘッドが振動したり往復運動したり，また弓状の動きをしたり，手動のブラッシングの際よく奨められる細かいスクラッビング様動きをまねた動きをする．これら一時代前の電動歯ブラシの効果の研究では，

電動歯ブラシ（Braun Oral-B Plak Control）と手動の歯ブラシ（Jordan Soft）を12か月間111人の事務職の集団に使用してもらい，比較した結果が示されている．テストは，最初の基準を記録し，任意に二つのグループに分けて行われた．被験者は口腔清掃（プラーク・スコア＝0）を受け，与えられた標準的な歯磨剤を使って，1日に2回，指定された方法で歯を磨くよう指示された．記録の間には追加の指示は一切与えられなかった．歯肉縁（1歯当たり4か所）の明らかなデンタルプラークのあり・なしや，プロービング（1歯当たり6か所）における出血のあり・なしの結果が，評価（プラーク／出血箇所の割合）に使用された．

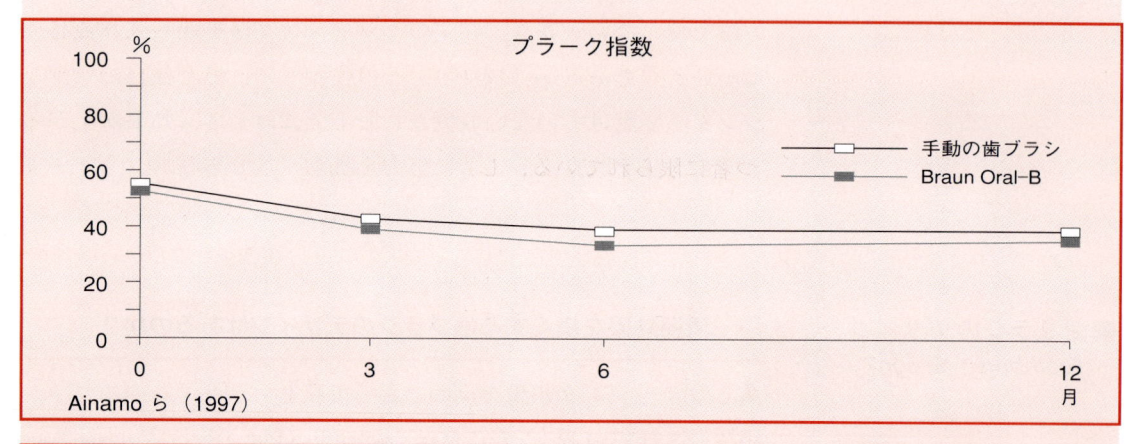

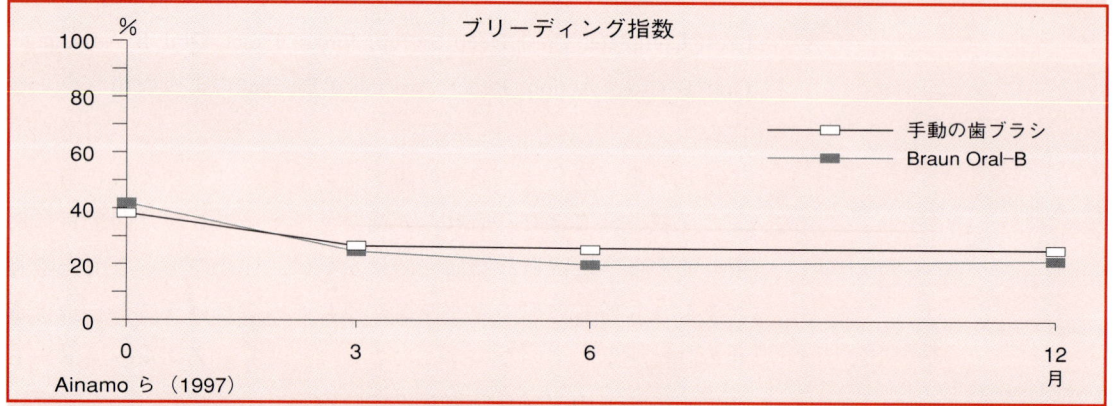

プラーク指数
Ainamo ら（1997）

ブリーディング指数
Ainamo ら（1997）

どちらのグループも3か月後には全体としてプラークと出血のスコアの減少を示した．その後はわずかな変化であった．3か月後までの出血のスコアの変化は，少なくとも，ある程度は最初の口腔清掃によるものだったと思われる．6か月後から12か月後の出血スコアの違いはごく小さなものではあるが，その違いは電動歯ブラシの方が統計学上有効であることを示した．その違いは主に前方歯列部において電動歯ブラシが低いスコアを示したためである（ここではデータを示していない）．

これらの電動歯ブラシが手動の歯ブラシより優れているということを示す明確な証拠を示したものはない．

さらに最近，ブラシのヘッドが異なった動きをする電動歯ブラシが紹介され，再び興味をもたせている（例；Braun Oral-B Plaque Remover, Braun Oral-B 3-D Plaque Remover, Interplak, Philips/Jordan HP735, Rota-dent, Rowenta MH700, Sonicare, Water Pik Sonic Speed）．これらの電動歯ブラシを使うことは着色の除去を含め歯垢清掃を手動の歯ブラシよりも容易にするかもしれない．しかしながら，手動の歯ブラシよりこれらそれぞれの電動歯ブラシが有利な点の程度は限られている．患者グループに3～12か月間の研究期間において毎日電動歯ブラシを使わせたとき，手動の歯ブラシと比較して歯肉状態に改善が得られるかが臨床的に重要となるが，これらについては疑問である．

3種類のヘッドをもつRota-dentは，手動の歯ブラシと歯間部の補助器具の併用と同程度の清掃性をもつ．

現在，参考にしうる調査テストの被験者は，通常の器用さをもつ者に限られている．したがって，電動歯ブラシを全般的に推薦することは正しくないようである．このことは，個人の器用さの低下の有無にかかわらず，電動歯ブラシを使用する恩恵の可能性を否定するものではない．

■歯間部の清掃
Interdental aids?

Q：歯間部の清掃にもっとも良い方法は，デンタルフロス，歯間ブラシ，トゥースピックなどのどれか？　フロスエイドや電動歯間ブラシはどうか？

A：デンタルフロスの適切な使用は隣接面のプラークを減少させ，歯肉の健康の改善に役立つであろう．さまざまなタイプのフロス（ワックス付きでないフロス，ワックス付きのフロス，デンタルテープ，テフロンフロス，スーパーフロス）の効果の違いはほとんどない．フロスエイドの使用が有効性を高めるという報告はない．電動の歯間部清掃器具（Braun Oral-B Interclean）のいずれも，デンタルフロスよりも劣る．

また，三角形のトゥースピックも，歯間部の歯肉炎を減少させる効果がある．トゥースピックの導入によってフロスと比較して目につく上顎前歯部の審美上不利になる可能性，言い換えると，

トゥースピックの使用が歯間乳頭部退縮の増加を招くという研究はないようである．

従来の歯間ブラシを使うほど開いている広い歯間部においては，他の歯間用補助具より歯間ブラシが有効である．

■ ブラッシングの回数
Frequency of toothbrushing?

Q: ブラッシングは何回するべきか？

A: 残念ながら，この質問に対しての意義のある科学的な情報を根拠におく解答はない．

いろいろな階層におけるクロスセクショナルな研究において，自己申告で報告された歯みがきの回数は，カリエスや歯周病の発病との関連があるとされてきた．カリエスや歯周病との関連の結果は不確かであり，歯みがきの頻度よりも，歯みがきの質に関連があるということを主に示している．

歯肉炎の発生を防ぐ最低限の歯みがきの頻度が実験的に研究されている．健康な歯肉の状態である歯学部の学生，および若い教職員が4～6週間，異なる頻度で歯みがきを行う実験群に分けられた．その結果，1日に1回，さらに2日に1回のブラッシングと歯間部の清掃は歯肉炎の発生を防いだが，3日に1回の清掃では防ぐことができなかった．

このように興味深い研究ではあるが，これらの臨床的な妥当性は限定される．ほとんどの患者は，たぶんこの研究の対象者である歯学に従事している者と同程度に，毎日の口腔清掃において効果的なプラークの除去をすることはできないであろう．

科学的な背景を欠いてはいるが，1日に2回，朝と夕方の歯みがきを奨めることが一般的である．この傾向は，研究データに基づく疾患のコントロールという理由よりも，実用性や口腔内の清涼感などの理由に基づいていると考えられる．

■ 歯肉縁下の清掃
Subgingival cleaning?

Q: ブラッシングでどの程度歯肉縁下の清掃が可能か？

A: 歯周病に罹患した抜歯予定の歯牙についていくつかの研究がなされた．抜歯に先立ち歯牙は専門家によってブラッシングされ，歯肉縁に沿って溝がつけられた．抜歯後に溝から根尖部までの距離と根尖から歯冠側のプラークの残留しているところまでの距離

が計測され，歯肉縁下の清掃の深さの指標として利用された．

その結果，清掃しやすい頰側や唇側ではバス法を用いた専門家のブラッシングにより，約0.5mmの深さの歯肉縁下まで清掃が可能であった．次に専門家による電動歯ブラシの使用では，同様に清掃しやすい部位では，1.0～1.5mmの深さまで清掃することができた．患者自身によるブラッシングでの歯肉縁下のプラークの除去は十分に研究がされていないが，おそらく歯肉縁下プラークの除去はさらに限られるであろう．

ヒトにおける歯肉縁下プラークに対する種々の歯間清掃器具については，歯間ブラシとデンタルフロスの使用後の歯肉縁下プラークの除去の可能性が，抜去歯のケースで示されたにもかかわらず，体系立った研究はされていないようだ．

したがって，患者の通常のプラーク・コントロールによって歯肉縁下の清掃が生じるかどうか，そしてどの程度有益かはわからない．

■舌のブラッシング
Tongue brushing?

Q：舌のブラッシングは有用か？

A：舌背には多くの微生物が潜んでいる．これらの菌は，口腔内の他の場所(たとえば歯面)へ播種する源泉となる．したがって，舌の清掃は歯みがきに付属するものとして支持されてきた．なぜなら，これでプラークの形成の一因となる微生物の蓄積を減少させることにより，デンタルプラークの構成をも減少させるであろうと考えられたからである．

しかしながら，研究結果からは結論がでていない．舌背に付着し，繁殖できる微生物は，大部分がデンタルプラークを構成する微生物と異なっている．したがって，舌のブラッシングはプラークを防ぐ目的のブラッシングに付随するものとして重要であるとは期待できない．舌背に蓄積する細菌は，とくに朝起きたあとの口臭の原因となりうる．睡眠中は筋肉の活動が減り，唾液の量も減るため，細菌がとくに舌背において発育し定着するのに好ましくなる．舌の清掃は，早朝の口臭を減らすということで奨められてきた．わずか二つの研究がこの問題について報告されている．その結果は，歯ブラシや舌用ヘラによる舌の清掃はブラッシングよりも早朝の口臭を減らす効果があることを示している．

1 Oral Hygiene Methods

■ ブラッシング性外傷
Toothbrushing trauma?

Q：歯肉の退縮や歯頸部の摩耗を外傷的に引き起こす要因は何か？

A：硬い歯ブラシの使用，ブラッシングの回数や時間，ブラッシング圧の増加など，口腔清掃に関連する因子が歯牙の頰側歯肉の退縮に関与することがわかっている．これらの原因の大部分は，強すぎるかあるいはあまりに熱心なブラッシングのためであり，歯肉組織の擦過傷を引き起こす．そして，おそらく薄い歯肉や歯槽骨が下にない頰側領域が退縮を起こしやすい．

　歯頸部の摩耗は，歯肉の退縮によって根面がさらされると起こりうる．表面の摩耗部が楔状欠損に発展しうる．頻繁に行うブラッシングや横磨き，硬いブラシ，高い研磨性を有する歯磨剤が摩耗を引き起こす組み合わせの要因となりうるようである．これらの原因の重要性は明らかにされていない．にもかかわらず，軟組織，硬組織のどちらの病変も激しい歯みがきに関係するようである．

　症例報告では，歯間部軟組織の外傷と根面中央の摩耗のどちらも歯間部の清掃器具の熱心な使用と結びつきがあると説明されてきた．しかしながら，成人における歯間部の外傷を体系的に研究したものはないようである．

■ プラーク形成および歯肉炎に有効な歯磨剤
Dentifrices-antiplaque / antigingivitis effects?

Q：抗菌剤が入っている歯磨剤は有効か？

A：プラークの形成や歯肉炎の減少という効果をうたった歯磨剤は市場で入手できる．

- 共重合体ポリビニルメチル，エーテル／マレイン酸とtriclosan（PVM/MA）の化合物はトリクロ酸の歯と粘膜の表面への吸収を高める目的で加えられている（Colgate Paradent, Colgate Gum Protection, Colgate Total）．
- 酢酸亜鉛とtriclosanの化合物（Mentadent, Mentadent P, Neo Mentadent P, Pepsodent Gum Health, Pepsodent Ultra）
- Sanguinarineと塩化亜鉛の化合物（PerioGard Veadent, Viadent）
- 安定化したフッ化第一錫（Crest Gum Care, Crest Plus Gum Care）

　これらの歯磨剤を3〜7か月調査した結果は以下のように要約できるであろう．

- 抗プラーク，抗歯肉炎の効果をもつという歯磨剤が一般のフッ化物入りの歯磨剤と比べて有用な効果があるという研究がある．

- 異なる抗プラーク／抗歯肉炎の効果をもつ歯磨剤を使用した結果に違いはわずかか，あるいは限定されたものである．
- 異なる抗プラーク／抗歯肉炎の歯磨剤を比較した有効性に関して反対の結果を示す研究もある．
- 他の研究では，一般のフッ化物入りの歯磨剤と抗プラーク／抗歯肉炎の効果を比較して，その有効性をみつけられなかった．

　要約すると，臨床的に重要であり，確実にプラークの形成や歯肉炎に有効な効果のある歯磨剤は，まだ市場にはないということのようである．

　歯周炎の進行に対するtriclosan／共重合体が入った歯磨剤（Colgate Total）を毎日使用した効果が，最近，それぞれ感染しやすい子どもと成人のグループを含む二つの3年間の試験で調査された．著者によると，この歯磨剤は対照の歯磨剤と比較していくらか歯周炎の進行を遅らせたという．これら二つの研究のうちどれにもtriclosan／共重合体が入った歯磨材が，歯肉炎の程度に影響を与えたということが示されていないことから，これらの結論は多少注目すべきである．triclosan／共重合体（または他の抗菌剤）の入った歯磨剤の歯周炎の進行に対する効果についての何らかの結論を出すには，さらなる研究が必要のようである．

■抗歯石効果のある歯磨剤
Dentifrices-anticalculus effects?

Q：抗歯石効果をうたった歯磨剤は効果があるのか？

A： 歯肉縁上の歯石の形成を減少させるという歯磨剤が市場で入手できる．その抗歯石効果をもつ薬剤を以下に示す．

- Triclosan/PVM/MA 共重合体（Colgate Paradent, Colgate Gum Protection, Colgate Total）
- Triclosan/zinc citrate（Mentadent, Mentadent P, Pepsodent Ultra）
- ピロリン酸塩（Crest Tartar Control）
- ピロリン酸塩/PVM/MA copolymer（Colgate Tartar Control）
- ピロリン酸塩/Polyphosphate/PVM/MA copolymer（Colgate Tartar Control Plus Whitening）
- ピロリン酸塩/triclosan（Crest Gum Health, Crest Ultra Protection, Crest Complete）

　抗歯石効果はリン酸カルシウム塩の核や結晶の成長を抑制することで現われる．このことは，プラークの石灰化を遅延させ，機

械的な除去を行いやすくする．結晶の成長を抑制する能力はPVM/MA共重合体と同様に，ピロリン酸塩，酢酸亜鉛にもあると考えられている．

　抗歯石効果をもつ歯磨剤が，下顎前歯舌側歯肉縁上の歯石形成の測定により評価された．その結果，この部位に蓄積する歯石はそれらの歯磨剤の使用に影響されることがわかった．これらには上述した薬剤がすべて含まれていたようである．

　3～6か月間の試験で対照の歯磨剤と歯石の減少を比較すると15～50％であり，主として30～40％の間である．これは0.1～0.5mmの歯冠方向の歯石の高さの減少に相当する．

　臨床的な観点からみると，歯石のない場所のパーセントの増加，とくに歯石のない患者のパーセントの増加として述べられた抗歯石効果は意味があるようである．残念ながら，そのような資料は最近の研究ではほとんどない．しかしながら，さらに最近の研究によると，処置の効果の比較を平均値として歯石のない部位や個人の資料が述べられていた．3～6か月間で歯石のスコアの平均（歯冠側の歯石）が30～40％に達する減少がみられることは，歯石のない部位が20～25％減少し，歯石のない人が10～15％減少したということと一致する．このような結果はコントロールの歯磨剤に比較してわずかではあるが，歯肉縁上歯石形成の傾向がある患者において抗歯石効果のある歯磨剤を奨める根拠となる．

　歯肉炎の程度は抗歯石効果を有する歯磨剤の研究では記録されていない．したがって，これらの歯磨剤の使用が歯肉炎や歯周炎に対して利点があるかどうかはわからない．第一にあげられる利点は，スケーリングの労力の減少やリコールの処置時間を節約してくれる点かもしれない．

　抗歯石効果をもつ歯磨剤の影響は歯肉縁下歯石には及ばない．なぜなら，歯肉縁上に応用された薬剤は一般的に歯肉縁下には浸透しないからである．

3か月間にわたるフッ化物入りの歯磨剤と2種類の抗歯石効果をもつ歯磨剤との比較の結果を以下に示す．プロフィラキシスをあらかじめ受け，3か月間の予備実験から歯石の形成しやすい138人の成人が選ばれた．そして，基準時に2回目の口腔清掃を行い三つのグループに分けられた．つぎに軟毛の歯ブラシと指定された歯磨剤で1日2回，1分間毎日ブラッシングするよう指示された．歯肉縁上歯石は，下顎6前歯舌側部のそれぞれ3箇所において記録された（近心舌側，舌側中央，遠心舌側；歯冠側への増加した歯石の高さは歯周ポケット探針でもっとも近接する0.5mmの目盛りのところで測定された）．

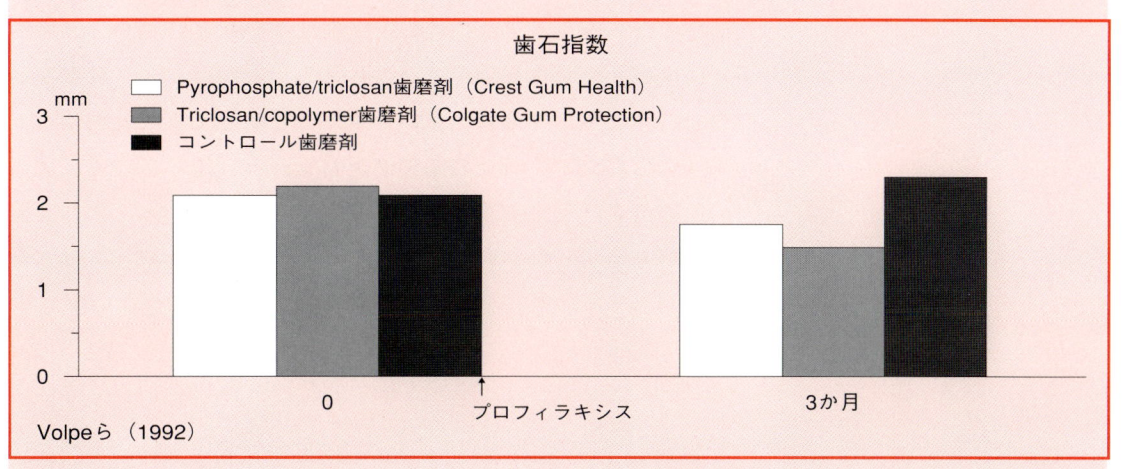

歯石指数

- Pyrophosphate/triclosan歯磨剤（Crest Gum Health）
- Triclosan/copolymer歯磨剤（Colgate Gum Protection）
- コントロール歯磨剤

Volpeら（1992）

　この研究に選ばれた参加者は著しい量の歯肉縁上歯石を形成した．3か月の予備実験後各部位における歯石の高さは約2mmであった．再びプロフィラキシスが行われた，さらに3か月後の結果は，ピロリン酸塩/triclosanとtriclosan/共重合体が入った歯磨剤の両方が，一般的なフッ化物入りの歯磨剤と比較して歯石の量は減少を示した（それぞれ24％と36％）．歯石形成の多い人たちに対してこれほど歯石の量を減少させられることは臨床的に有益かもしれない．

■抗着色効果のある歯磨剤
Dentifrices-stain removing effects?

Q：抗着色剤の入った歯磨剤は効果的か？

A：歯牙の外来性の色素沈着を除去するとうたっている歯磨剤が市場に出ている．抗着色剤の処方は以下のものを含む．

- 重炭酸ナトリウム＋ピロリン酸塩（Arm and Hammer Dental Care Extra Whitening. Arm and Hammer Dental Care Advance White）
- 重炭酸ナトリウム＋過酸化水素＋ピロリン酸塩（Colgate Tartar Control with Baking Soda and Peroxide）
- パパイン（Rembrandt）
- ポリリン酸塩（Aquafresh Whitening, Aquafresh Advanced Whitening）
- ピロリン酸塩/PVM/MA copolymer（Colgate Platinum Whitening, Colgate Sensation Whitening）

- ピロリン酸塩/ポリリン酸塩/PVM/MA copolymer（Colgate Tartar Control Plus Whitening）

伝統的に研磨剤が歯牙の沈着物を減じるために歯磨剤に含まれている．さらに最近，着色物を除去する効果を得るため科学物質が混合されている．抗着色剤は付着した色素を離すか，あるいは色素源を漂白するように働くとされている．

研究では，ホワイトニングの歯磨剤は研磨剤としてシリカの入った歯磨剤と比較されている．これらの歯磨剤は，シリカをベースにした歯磨剤よりも着色をいくぶんよく除去することを示している研究はあるが，研究の基礎が乏しく，一般的にホワイトニングの歯磨剤を推奨するまでは至らない．しかしながら，著しい着色形成がある患者において，ホワイトニングの歯磨剤と電動ブラシを併用して試験的に使ってみることはよいかもしれない．

■ 知覚過敏に有効な歯磨剤
Dentifrices-desensitizing effects?

Q： 象牙質知覚過敏に対して知覚鈍麻作用があるとされている歯磨剤は効果があるか？

A： 象牙質知覚過敏を減じるという歯磨剤が市場で手に入る．知覚過敏を減少させるとして市場に出されている薬剤は以下を含む．
- 塩化ストロンチウム（Sensodyne-SC）
- 酢酸ストロンチウム（Macleans Sensitive）
- 硝酸カリウム（Aquafresh Sensitive, Colgate Sensitive/Tartar Control, Denquel, Colgate Sensitive Maximum Strength, Promise with Fluoride, Sensitivity Protection Crest, Sensodyne-F, USA, Fresh Mint Sensodyne）
- 塩化カリウム（Sensodyne-F, United Kingdom）

象牙質知覚過敏は，開いた象牙細管の表面からの刺激（例；温度変化，甘味，酸味）により起こると信じられている．ストロンチウム塩は，開いた象牙細管を結晶の形成によって塞ぐ働きがあると考えられている．カリウム塩は歯髄の神経線維の過敏性を減じる効果があるといわれている．

研究の結果，塩化ストロンチウム，酢酸ストロンチウム，硝酸カリウム，塩化カリウムの入った歯磨剤は，6〜8週間の治療において，プラセボよりも象牙質知覚過敏を軽減する効果があるとわかった．しかしながら，最近の研究においては，通常のフッ化ナ

トリウム/モノフルオロリン酸ナトリウムが入った歯磨剤も，特別な配合の歯磨剤と同様に過敏性を減じる効果があると述べられている．

ストロンチウム塩やカリウム塩は異なった機序で象牙質知覚過敏を軽減するされているため，一方の塩がその他の塩より効果を示す患者もいるということを考慮に入れるべきである．この推論は，フッ化物入りの歯磨剤にもあてはまる．こういうわけで，持続する知覚過敏症を患う患者において，さまざまな薬剤を試してみるということは妥当であろう．象牙質知覚過敏の治療法の混乱はその病因に対する知識不足のためのようである．

知覚過敏を減じる歯磨剤の使用を休止したあとで，その効果がどの程度の期間持続するかについてはほとんど知られていない．ストロンチウムを含有する歯磨剤を 6～8 週間前に使用したのち，6～12 週間以内に過敏性の再発が観察されたという例もある．

■抗菌効果のある洗口液
Mouthrinses-antiplaque/antigingivitis effects?

Q：抗菌剤が入った洗口液は機械的なプラーク・コントロールの効果的な補助剤になるか？

A：利用できる抗菌剤の入った洗口剤の混合物は
- フッ化アミン/フッ化第一錫(Meridol)
- 塩化セチルピリジニウム(例；Cepacol)
- 塩化セチルピリジニウム/domiphen bromide(例；Scope)
- クロルヘキシジン(Corsodyl, Peridex)
- Oxygenating agents(Perimed)
- フェノール精油(リステリン)
- サングィナリン(Viadent)
- サングィナリン/塩化亜鉛(PerioGard Veadent, Viadent)
- Triclosan/共重合体(Actibrush, Colgate Plax, Colgate Total)

文献では，幅広い評価やさまざまな洗口剤との比較が十分になされていない．しかし，機械的なプラーク・コントロールを補うために洗口剤を使用することについて，以下の結論が 3～6 か月間の試験から得られている．
- クロルヘキシジン(Corsodyl, Peridex)，triclosan/共重合体(Actibrush, Colgate Plax, Colgate Total)の入っている洗口剤と，可能性として，フェノール精油(リステリン)も機械的なプラー

ク・コントロールの補助剤としてプラークを抑制する効果を補う働きがある．しかしながら，歯肉炎に関する効果は限られているようであり，臨床的な重要性があるかどうかは疑わしい．このことは，残念なことに外因性の着色を起こすクロルヘキシジンも含む．着色は通常の歯磨剤を用いてブラッシングしても同様に起こる．

- 塩化セシルピリジニウム(例；Cepacol)，塩化セシルピリジニウム/domiphen bromide(例；Scope)，サングィナリン(塩化亜鉛が入っていないViadent)が入った洗口液は長期間の補助剤として有効であるということを示す確実な証拠はない．
- サングィナリン/塩化亜鉛が入った洗口剤(PerioGard Veadent, Viadent)はより長期間の試験を行ったことはないようである．

要約すると理にかなった適切な機械的なプラーク・コントロールができる患者に対して，抗菌剤の入った洗口液の使用を奨める理由はほとんどない．

■歯周外科処置後などに有効な洗口液
Mouthrinses-short-term substitute?

Q：歯周外科処置後などの短期間に機械的プラーク・コントロールに取って代わる洗口剤はあるか？

A：唯一，クロルヘキシジン(Corsodyl, Peridex)のみが短期間機械的プラーク・コントロールに取って代わる十分な効果がある．しかしながら，外因性の着色が起こる(術後に使用するクロルヘキシジンによる着色は，術部へスプレーあるいは綿棒でクロルヘキシジンを塗布することで減少させられる)．

三つの洗口剤と偽薬の洗口剤を6か月間使用した比較の結果を示す．歯肉炎をもつ502人の成人が四つのグループに分けられた．ベースラインの診査に続いて軟毛の歯ブラシと標準的な歯磨剤が渡され，通常どおりの機械的な歯面清掃を続けるように指示され，1日に2回，与えられた洗口剤を使用するように指示された．プラーク・スコアは染色剤で染め出しTuresky/Quigley-Hein指数（スコア0～5）が使用され，各歯の頬・舌側から得られた．歯肉炎のスコアは，Löe-Silness指数（スコア0～3）がそれぞれの歯牙について6箇所で記録された．

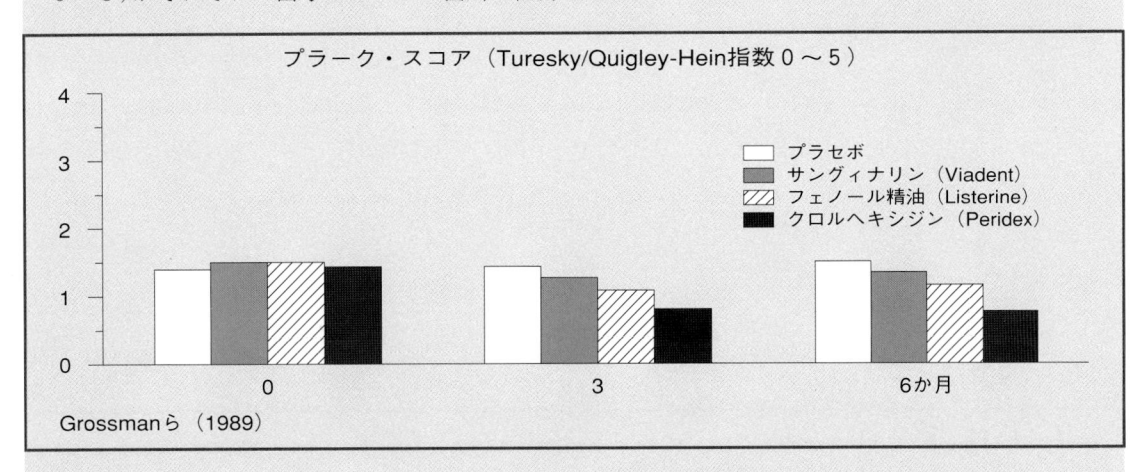

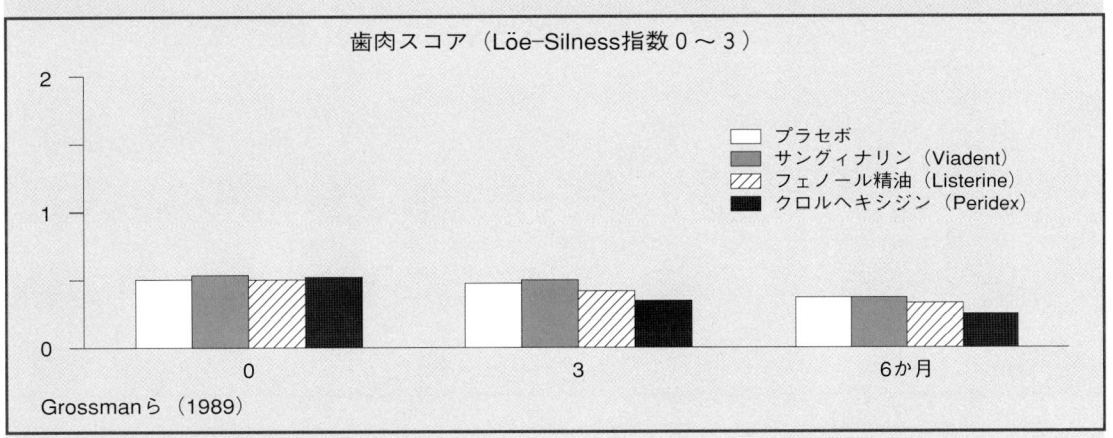

プラーク・スコア（Turesky/Quigley-Hein指数0～5）

凡例：プラセボ／サングィナリン（Viadent）／フェノール精油（Listerine）／クロルヘキシジン（Peridex）

Grossmanら（1989）

歯肉スコア（Löe-Silness指数0～3）

凡例：プラセボ／サングィナリン（Viadent）／フェノール精油（Listerine）／クロルヘキシジン（Peridex）

Grossmanら（1989）

　基準時の平均プラーク・スコアは比較的低かった．基準時と偽薬のグループを比較すると，3か月後と6か月後におけるプラーク・スコアはViadentグループにおいてわずかに減少しており，リステリングループではさらに著しく減少しており，Peridexグループではさらに著しく減少していた．基準時の歯肉炎のスコアもまた，比較的低かった．偽薬と比較して，3か月後と6か月後においてPeridexグループがスコアは低かった．全般的に何らかの理由で歯肉炎のスコアは3か月後よりも6か月後の方が低かった．

1 Oral Hygiene Methods

　健康な歯肉をもつ31人の歯科学生が四つのグループに分けられた．ベースラインの診査に続いて対象者は21日間，機械的なプラーク・コントロールをやめるように求められた．そして指定された洗口剤を1日に2回(朝，夕)使うように指示された．プラークと歯肉炎のスコアはSilness-Löeプラーク指数(スコア0～3)とLöe-Silness gingival指数(スコア0～3)を使って各歯4か所について記録された．

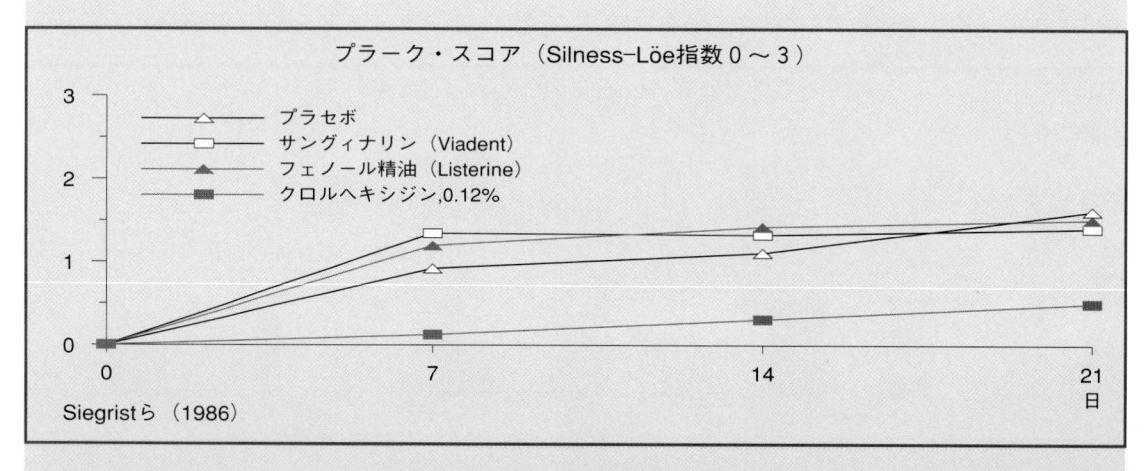

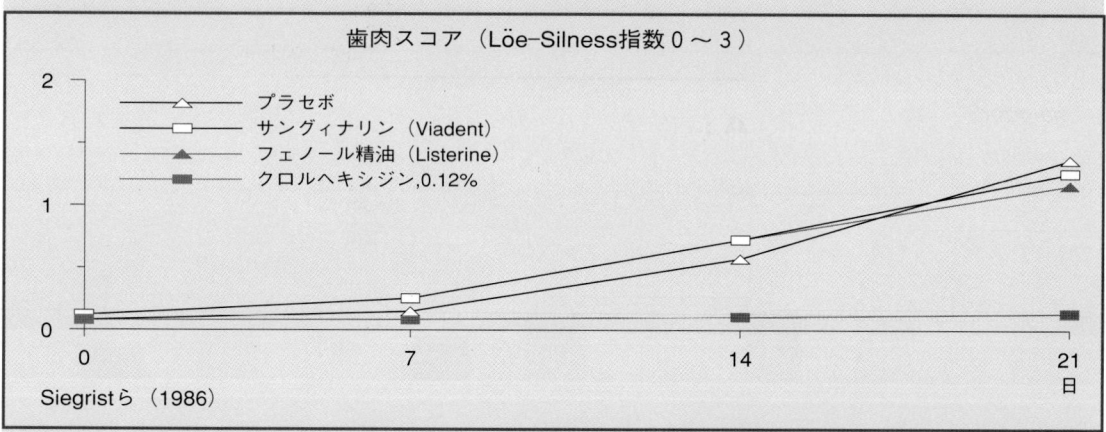

プラーク・スコア（Silness-Löe指数 0～3）

- △ プラセボ
- □ サングィナリン（Viadent）
- ▲ フェノール精油（Listerine）
- ■ クロルヘキシジン,0.12%

Siegristら（1986）

歯肉スコア（Löe-Silness指数 0～3）

- △ プラセボ
- □ サングィナリン（Viadent）
- ▲ フェノール精油（Listerine）
- ■ クロルヘキシジン,0.12%

Siegristら（1986）

　0.12%のクロルヘキシジンのグループは，他の処置グループと比較してデンタルプラークの付着と歯肉炎の発現を顕著に遅らせた．リステリンとViadentのグループのプラーク・スコアは初めの7日間増加し続けた後は，横ばいとなった．これは，使われたプラーク指数が歯肉縁付近のプラークのみを評価するものであることから，ある程度説明される．プラークの歯面への広がりを評価するプラーク指数であれば，違った結果が得られたであろう．

■洗浄装置の有効性
Irrigation devices?

Q：洗浄装置は患者の機械的プラーク・コントロールの補助器具として有効か？

A：振動性の水流を出す洗浄装置（例；WaterPik）を使っての歯の洗浄は，機械的なプラーク・コントロールの補助器具として使用する際，プラークのレベルには影響を与えないようであるが，多少歯肉炎を減少する効果がある．

今までのところ抗菌剤による洗浄は，機械的なプラーク・コントロールの補助として用いられたこれらの抗菌剤（クロルヘキシジン）が入った洗口剤より有益ということはほとんどない．洗浄装置を使用するための余分な努力を考えると，この労力を歯ブラシや歯間部清掃器具の使用を改善することに使った方が良いようである．

■口臭に効果のある洗口液
Agents against oral malodor?

Q：口臭に対して効果がある薬品はあるか？

A：口臭は一般に口腔内に原因がある．細菌のタンパク質腐敗作用により作られる硫黄化水素，メチルメルカプタンなどの揮発性硫化物の気体がいっそう口臭を強くしていく．歯周病を治療していない口腔内では微生物全体が悪臭を作り出す．健康な歯周組織の状態にある人でも，舌背に蓄積した微生物が悪臭の原因となるであろう．

抗菌剤が入っており，息をさわやかにする洗口剤は市場で手に入る．フェノール精油（リステリン）や塩化亜鉛（Lavoris）が入った薬剤は，2〜3時間の間は口臭にいくらか効果があるようだ．クロルヘキシジン（Corsodyl, Peridex）が入った洗口剤が示す効果は，もう少し長期間続くようである．これらを除いては，公表された研究が不足しているので結論を出すことは困難である．これには口腔スプレーや薬用ドロップの使用を含む．

口臭に対して種々の歯磨剤を併用したブラッシングの効果を研究したものがいくつかあるが結果は矛盾しており，いかなる結論も引き出すことはできない．

2 口腔衛生指導
Oral Hygiene Instruction

■ 評価方法
Evaluation method?

Q：口腔衛生指導の効果をどのように評価するのか？

A： 口腔衛生指導の効果は通常，各歯の歯肉辺縁にそった4歯面から6歯面にプラークが付いているか否かを記録することによって評価される．結果はプラークが付いているとされた部位が，1口腔内でどれくらいのパーセンテージを占めていたかで表わされる．プラークの有無の評価はプラーク染色液を使用することによっても可能だが，染色液を使わず，探知を容易にするため唾液を除いたあと，歯肉辺縁にそって探針の先端を走らせて少量のプラークを見つけることも可能だ．

臨床研究においては，被験者グループの1口腔単位のスコアが結果評価のために用いられる．しかし，それぞれの患者の治療においては，特定の歯や部位におけるプラーク付着の有無も評価されなければならないことは自明のことである．

■ 改善の度合
Degree of improvement?

Q：口腔衛生指導によって各個人のプラーク・コントロールにどれくらいの改善が望めるか？

A： 研究結果によると，治療を受けていない患者グループにおける初期のプラーク・スコアの平均は65～75％にのぼる．通常，プラーク・コントロール指導後に平均スコアは15～30％に減少する．定期的なリコールに長期にわたって(2～6年)応じている患者において，このような初期の改善を維持することが可能であることが明らかにされている．

Söderholmら（1982）

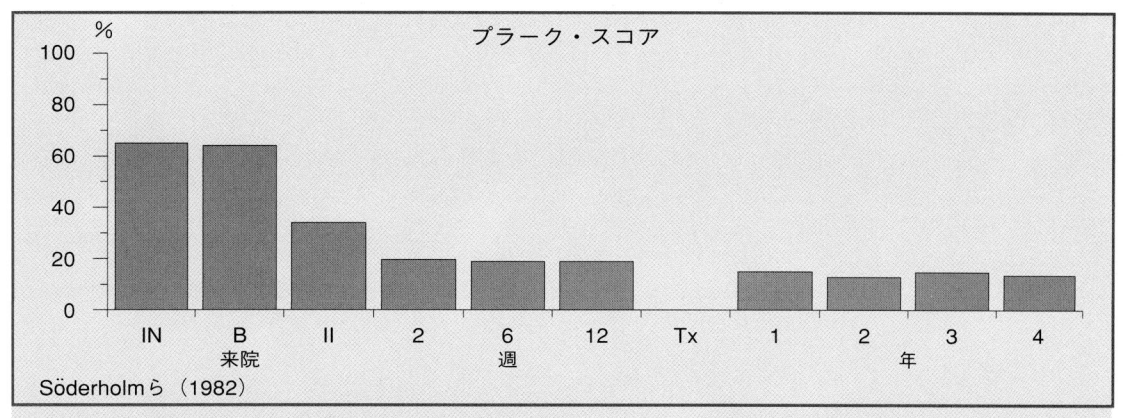

造船所に新しくつくられた歯科診療所に招待され、応じた"事務職"の雇用者における、プラーク・スコアの平均を示したものである。プラーク・スコアが初診時に記録された(IN)．その際、口腔内清掃を容易にするために歯肉縁上歯石が取り除かれた．つぎの来院時(B, ベースライン)それぞれの患者は、口腔の健康に対する情報提供といった口腔衛生指導を受けた．2回目の来院時(来院Ⅱ)に、指導の効果が評価され結果が患者に伝えられ、そしてさらなる指導が行われた．

短期間の定期検診(2, 6, 12週)によって、初診時に62%だったプラーク・スコアが約20%に減少していたことが明らかになった．歯科治療(Tx)に続き年4回の口腔衛生の再動機づけを含むメインテナンスが行われた．平均プラーク・スコアはその後の4年間を通して15%前後に維持されていた．

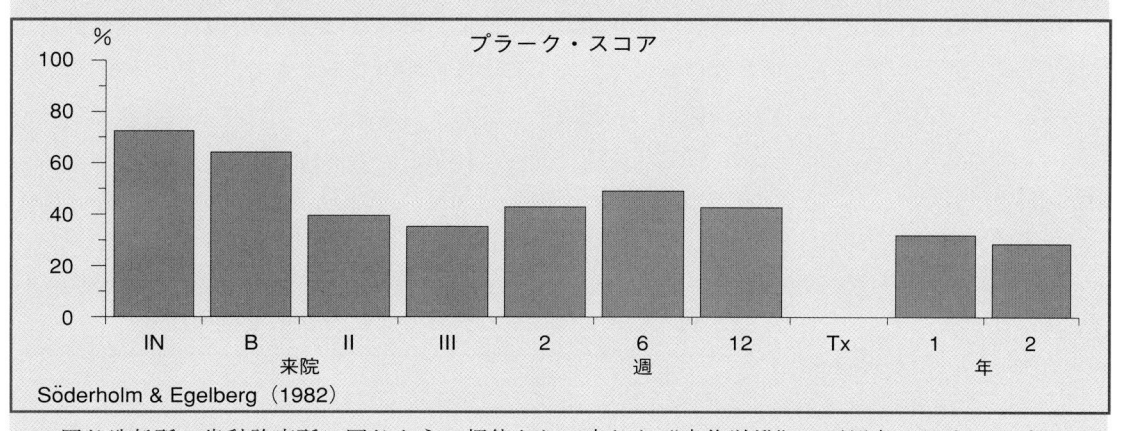

Söderholm & Egelberg（1982）

同じ造船所の歯科診療所に同じように招待され、応じた"肉体労働"の雇用者における、プラーク・スコアの平均を示す．3回の来院時(ベースライン、来院ⅡとⅢ)に段階を踏んでの口腔衛生指導がなされた．初回時に72%だった平均スコアが短期間の定期検診後には45%に減少し、年に4回のリコールによる2年間のメインテナンスによって30%まで減少した．

■指導方法
Mode of instruction?

Q：他の方法に比べて優れた指導方法があるか？

A：以下にあげる指導方法が検証された．
- 来院回数と来院時間の長さ
- 印刷物あるいはビデオテープによる個別指導
- 患者自身の歯肉縁下プラークを、位相差顕微鏡によりフィー

ドバックのために見てもらう
- プラーク・スコアを繰り返し記録し，フィードバックのために利用する

　1回だけの来院による指導法が，数回の来院時に段階を経て実施された指導法と比較された．また，パンフレットやビデオテープだけを用いた指導法が，患者自身による自己独習指導マニュアルと歯科衛生士や歯科医師による個別指導の指導法と比較された．そして，患者へのフィードバックのためのプラーク・スコアおよび位相差顕微鏡の利用といった方法やその量も検証された．

　これまでの研究結果では，指導方法に関係なく似通ったプラークおよび歯肉炎の改善が報告されている．しかしながら，このような結果は研究に内因する"研究の限界"を考えながら参考にする必要がある．研究に参加した被験者は繰り返し検査を受けることになり，彼らはプラーク・スコアが評価されることを意識している．繰り返された検査の影響を，指導効果から分けて考えることは不可能である．このような研究デザインに限界のあることが，今までの研究によって効果的な口腔衛生指導というテーマにおいてなぜ重要な要因を同定できていないかを，ある程度説明すると思われる．それゆえ，このような実験的な研究の信憑性は疑わしい．日々の臨床においては，指導を慣行することが重要であろう．

■ 成否のカギ
Cause of success/failure?

Q：個人によって成否が異なることを説明できるか？

A：患者グループへのプラーク・コントロール指導に関する研究結果は，指導前後において相関を示している．すなわち，指導前に高いスコアを示した患者は指導後も高いスコアを示しがちであり，また逆も真である．このこと以外に，研究結果からは患者の性格と口腔衛生指導の結果との間に何の相関も見つかっていない．言い換えると，なぜある患者は他の患者に比べて容易に動機づけられるかわかっていない．

　このように，成功へのカギに関する質問の答えは研究結果から得られない．答えは想像の域ではあるが，成功に終わっている研究のすべてに共通する要因をベースとしたものであり，それはプラーク・コントロールの重要性を最大限に強調できる状況をつくりうるか否かということであろう．

■再動機づけの頻度
Frequency of reinforcement?

Q： 口腔衛生のチェックアップ，再動機づけおよび再指導のためのリコールをどれくらい頻繁に行うべきか？

A： 前述の造船所における研究と同様，いくつかの研究において，1年に3〜4回のリコールプログラムによりプラーク・スコアが低いまま維持された，と報告されている．逆に，フォローアップと再動機づけを伴わない口腔衛生指導では，長期にわたる改善が望めないことが観察された．

　臨床においては，リコールの頻度はそれぞれの患者別に定められるべきである．一人ひとりの患者をそれぞれ管理していくことにより，リコール間隔をどれくらいまで長くできるかが，おのずと判明してくる．

■指導の反復
Repeated instructions?

Q： 指導を受けるために数回来院したにもかかわらず，常に高いプラーク・スコアを示す患者にどのようにアプローチしたらよいのか？

A： これも研究結果に基づく答えの出せない質問である．各治療者は患者それぞれの状況を判断し，さらなる指導が有効かどうかを判断する必要がある．このような決定の前に，指導に対する効果が得られない理由が，本質的に手先の不器用さによるものなのか，それとも動機づけの欠落によるものなのか，判断されなければならない．もし動機づけの失敗によるものであれば，しばらく指導を繰り返さないことも考慮するべきであろう．その間，専門家による機械的な清掃（デブライドメント）のための頻繁なリコールを，患者自身によるプラーク・コントロールの不足を補うために行うこともありうる（p.85〜87参照）．

3 歯周初期治療
Initial Periodontal Therapy

■ 評価方法
Evaluation methods?

Q: 初期の非外科的な歯周治療の効果を評価するために，どのような判断基準が用いられるべきか？

A: 治療の評価は各歯の4から6部位におけるデンタルプラークの有無，プロービング時の出血の有無，プロービング深さの記録によって行われる．

[プロービング時の出血]

　プロービング時の出血は，プロービング深さの測定と同時にあるいは独立して行われ，通常，歯肉の腫脹や発赤の記録よりも歯肉の炎症を測るために好んで用いられる．プロービング時の出血は，結合組織性付着の喪失を起こしている部位周辺の炎症の有無を反映している．2段階の記録（出血するか，しないか）が臨床研究においてもっとも頻繁に用いられる．結果は検査部位全体に対する出血部位の割合がパーセンテージとして表わされる．臨床においては，各部位における出血程度もまた評価されるべきである．

[プロービング・デプス（プロービング深さ）]

　プロービング深さの測定は，標準的に直径0.35mmから0.5mmのプローブを用いてmm単位で測定される．

[アタッチメント・レベル（付着の位置）]

　アタッチメント・レベルはプローブの先端（プローブの入った深さ）とセメント-エナメル境間の距離の計測値として記録される．処置後における処置前からの減少した距離が改善した度合を示す指標とされる．逆に，この距離の増加は悪化を示唆する．アタッチメント・レベルの測定はその複雑さから臨床では通常記録されない．しかしながら，科学的な研究においてはアタッチメント・レベルの変化を評価することが，歯周ポケット底部で起きている変化を観察するための方法として用いられる．

■変化の実態
Nature of changes?

Q： 臨床記録結果が改善した場合，実際組織にはどのような変化が起こっているのか？

A： 治療後，結合組織における慢性炎症は減少する．血管数が減少し血管幅も狭くなり，血管壁も脆弱でなくなってくる．このような変化により出血しにくくなってくる．

血管総体積の減少に伴う結合組織への液体成分流失の減少によって，歯肉腫脹の度合が減少し，歯肉の縮みおよび退縮によってプロービング値が減少する．

結合織における炎症の減少と併行して歯肉に新しい結合組織が形成される．これが，歯肉に抵抗性と調和をかもしだす．プロービング時，プローブ先端が組織を穿通する度合が減り，アタッチメント・レベルの改善が観察される．

■プロービング圧
Probing force?

Q： 診査時の適切なプロービング圧はどれくらいか？

A： プロービング時の出血を記録するためには，極力小さな，外傷の少ないプロービング圧，たとえば，0.25N（約25g）が好ましい．直径0.35〜0.40mmの尖端をもつプローブにこれくらいの圧力を用いることで，プロービング深さの測定も行われる．なぜなら，この方法によってプローブ尖端が歯周組織の付着位置まで適切に到達するからである．しかしながら，到達性の悪い部位に適切な診査を行うために，とくに直径の大きな尖端のプローブが用いられる場合は，0.25N以上の圧力が必要とされることもある．事実，研究結果によると多くの臨床家が平均0.5Nのプロービング圧を加えているとされる．一定のプロービング圧を可能にするような電動性のプローブが，データの客観性を高めるために研究目的ではよく使用されている．

■プローブの穿通
Probe penetration?

Q： 診査時におけるプローブの尖端は組織学的にどこに位置しているか？

A： 結合上皮の最下端との位置関係で表わされたプローブ穿通に関する研究結果によると，プローブの穿通はプロービング圧，プ

3 Initial Periodontal Therapy

ローブ尖端の直径，ポケットの深さや炎症の程度といった要因に左右されると報告されている．さらに，口腔内の異なる部位における穿通の度合に違いはないとされる．プロービング時のプローブ尖端の位置はその部位における組織学的な結合組織性付着の位置と一致しない．それゆえ，臨床的な歯周プローブ(ポケット探針)による測定値は組織学的な付着の位置を計測したものではなく，プロービングという方法による付着位置の測定値と定義される．

歯周治療の前，そして慢性炎症が存在する状態でのプロービング時には，プローブ尖端は通常，プローブ尖端の先にある上皮を浮腫を起こしている結合組織の中に押し出すか，あるいはポケット上皮を突き破るかによって，結合組織性付着の位置を穿通している．治療後やあるいは歯肉の締まり具合が改善してくると，プローブの尖端は，通常，結合組織性付着の位置よりいくらか歯冠側で止まってしまう．セメント－エナメル境の位置から測定した，治療前の過大プロービング値と治療後の過小プロービン値との差が，とくに成功した初期治療後に起こるのであるが，プロービング・アタッチメント・レベルの獲得として記録される．

このような獲得は，歯根表面への新しい結合組織の形成によるものではなく，改善された歯肉の性状とプローブの尖端の穿通に対する抵抗力の増加が反映されたものである．

しかしながら，再生を目指した歯周外科術が成功し，プロービング・アタッチメント・レベルの獲得が確認された場合，少なくとも一部分においては新しい結合組織による付着が起こっているかもしれない．

■ 治癒の可能性
Healing potentials?

Q : どれだけの歯肉状態の改善が得られるか？

A : 進行した慢性歯周炎の患者において，最適な条件下で非外科的な歯周治療，すなわち患者自身による口腔衛生と，専門家による歯肉縁上，縁下への機械的な清掃(デブライドメント)に続いて得られるであろう治癒の結果例が，p.31〜33に示されている．

49名の成人を対象に治療し，24か月間にわたってモニタリングされた．口腔衛生指導と局所麻酔下で1回の歯肉縁上，縁下のデブライドメントがベースライン時に行われた．個人のニーズに合

わせて，さらなる口腔衛生指導と専門家による歯肉縁上の歯の清掃が3か月に1回行われた．歯肉縁下のデブライドメントはそれ以降行われなかった．根尖まで歯周ポケットが到達していた場合を除いて，広範囲にわたって歯周組織が破壊されている歯も保存された．

49名の患者グループにおいて，口腔衛生指導および局所麻酔下での1回の歯肉縁上，縁下のデブライドメントがベースライン時に行われた．口腔衛生指導および専門家による歯肉縁上の歯の清掃が各患者のニーズに合わせて3か月ごとに行われた．非臼歯部における結果が術前のプロービング値によって分けられたグループ別に示されている．

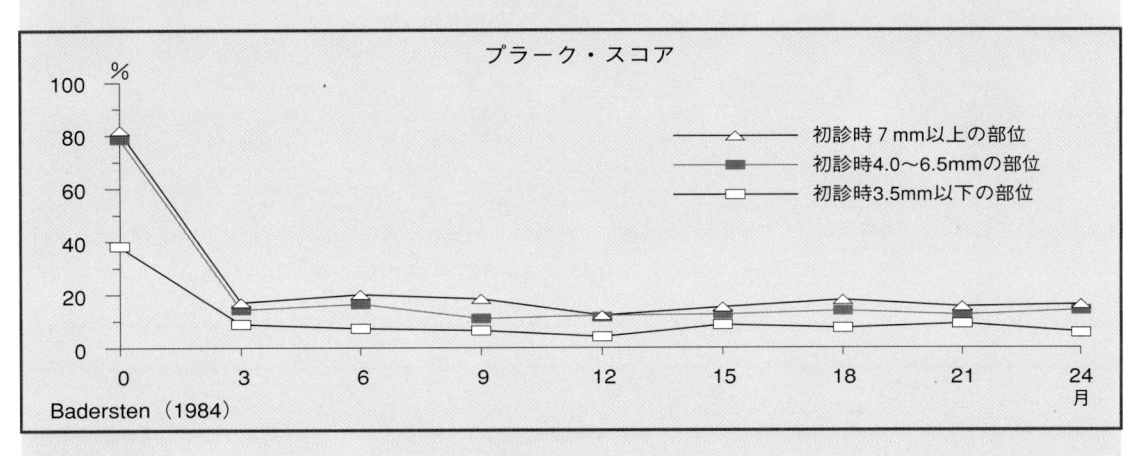

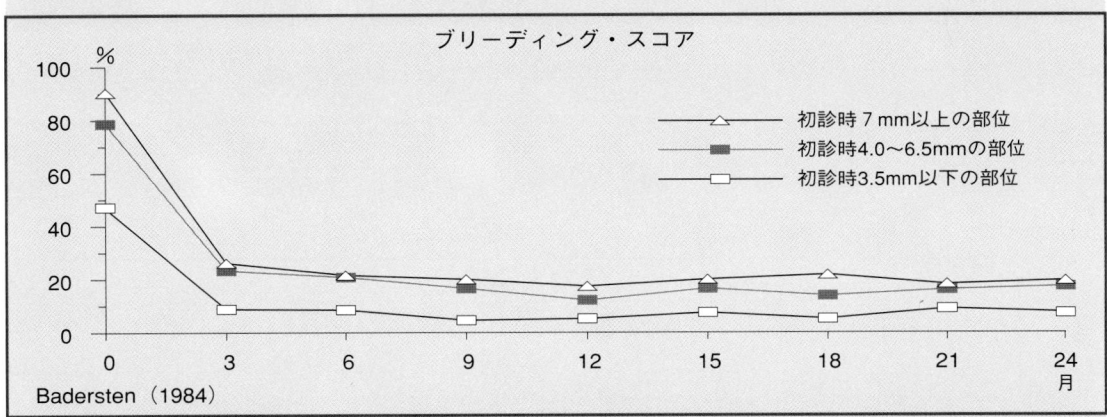

上段：術前のプロービング深さが4〜6.5mmあるいは7mm以上の部位において，プラークが付着していた割合は，3か月後には80％から15〜20％に減少し，その後2年間そのレベルに維持された．術前に3.5mm以下であった部位における低いプラークの値は，浅いポケット部位の大半が頬側に位置していたことで説明できる．

下段：術前に4.0〜6.5mm，あるいは7mm以上であった部位のなかでプロービング時に出血した部位の割合は80〜90％であり，3か月後には25％に減少し，その後の24か月の観察期間の間に20％に維持された．

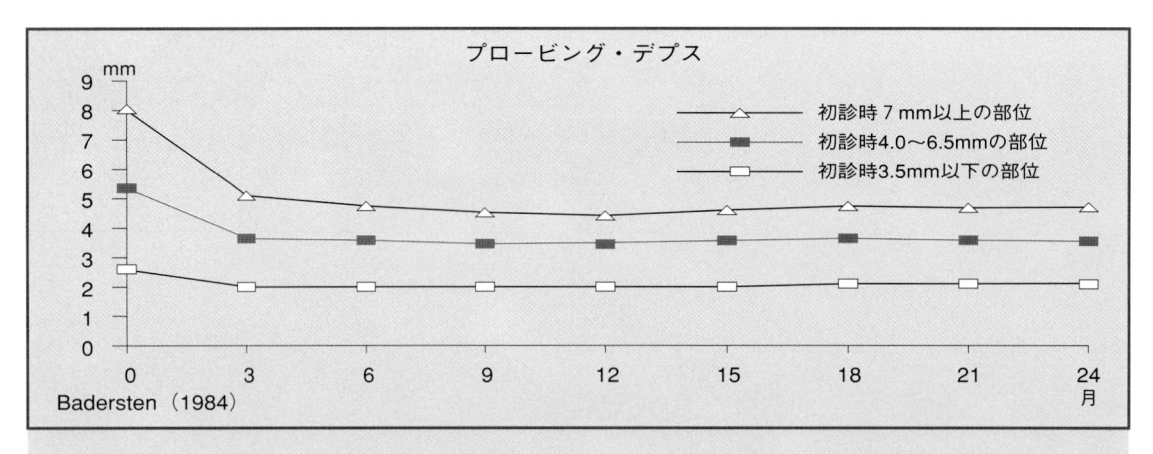

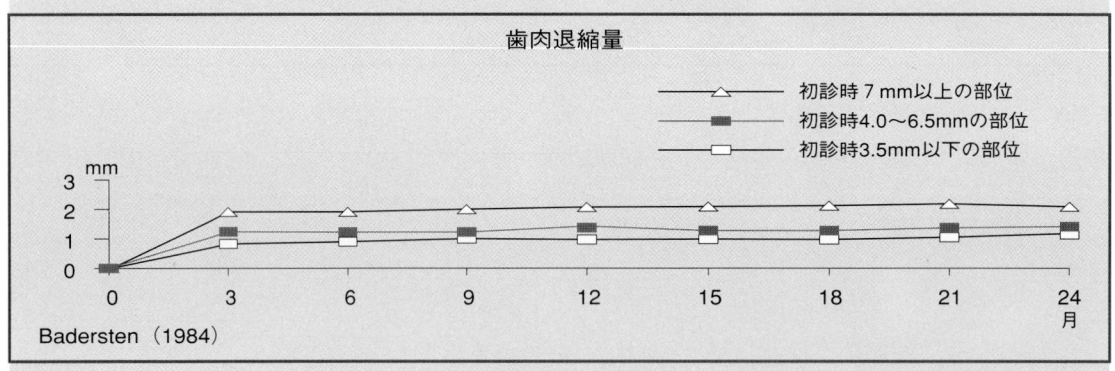

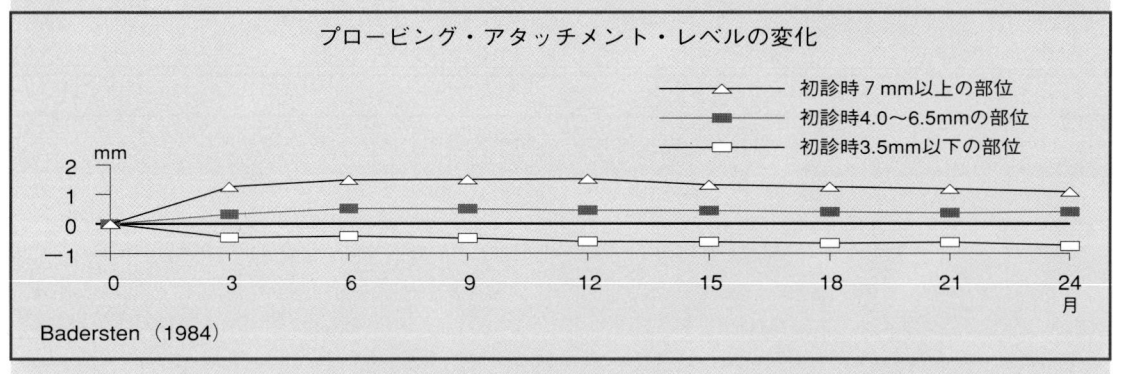

3 Initial Periodontal Therapy

プロービング・デプス

初診時7mm以上の部位
初診時4.0〜6.5mmの部位
初診時3.5mm以下の部位

Badersten（1984）

歯肉退縮量

初診時7mm以上の部位
初診時4.0〜6.5mmの部位
初診時3.5mm以下の部位

Badersten（1984）

プロービング・アタッチメント・レベルの変化

初診時7mm以上の部位
初診時4.0〜6.5mmの部位
初診時3.5mm以下の部位

Badersten（1984）

　上段のグラフから，術前7mm以上のプロービング・デプス・グループにおけるプロービング・デプスの平均値は約8mmであったことがわかる．そしてその値は5mmに減少した．すなわち3mmの減少である．この減少は平均2mmの歯肉退縮（中段のグラフ）と平均1mmのプロービング・アタッチメントの獲得（下段のグラフ）によるものである．術前に3.5mm以下であった部位においては徐々にアタッチメントのロスが起こった．これは進行した歯肉炎の治療後にみられる典型的な所見である．

　このような，ほぼ健康にみえる浅い部位におけるロスの原因はまだ完全には理解されていない．理由としては，治療の際の器具操作による外傷，歯ブラシによる外傷，そして治療後に改善し変化する辺縁歯周組織のリモデリング，などがある．浅い部位でのアタッチメント・ロスは長期においてはさほど大きな問題ではなさそうである．

出血部位のパーセント

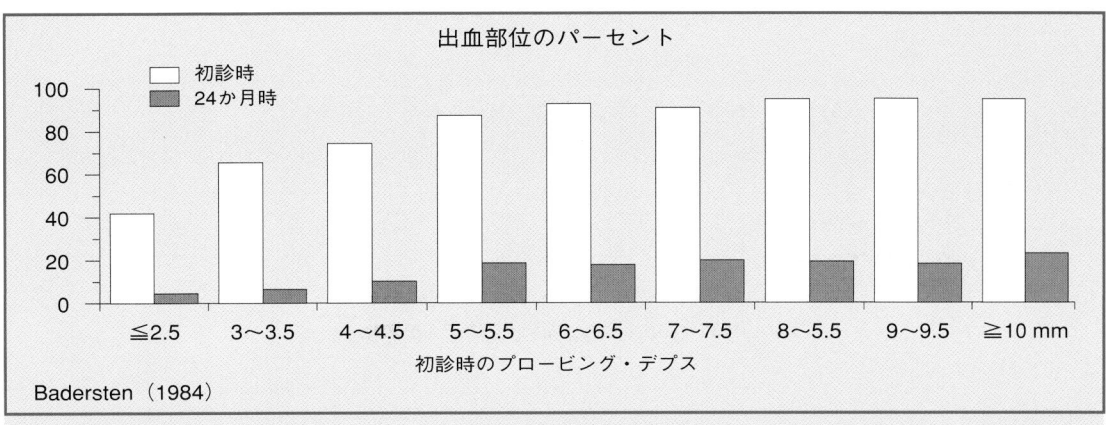

Badersten（1984）

グラフは，各プロービング・デプス・グループ（術前2.5mm以下，3〜3.5mm，4〜4.5mmなど）におけるプロービング時に出血があった部位の治療前と24か月後におけるパーセントを示している．治療前は5mm以上の部位の大部分で出血があった．24か月後では，術前に非常に深かった部位も含め15〜20％の部位において出血がみられた．

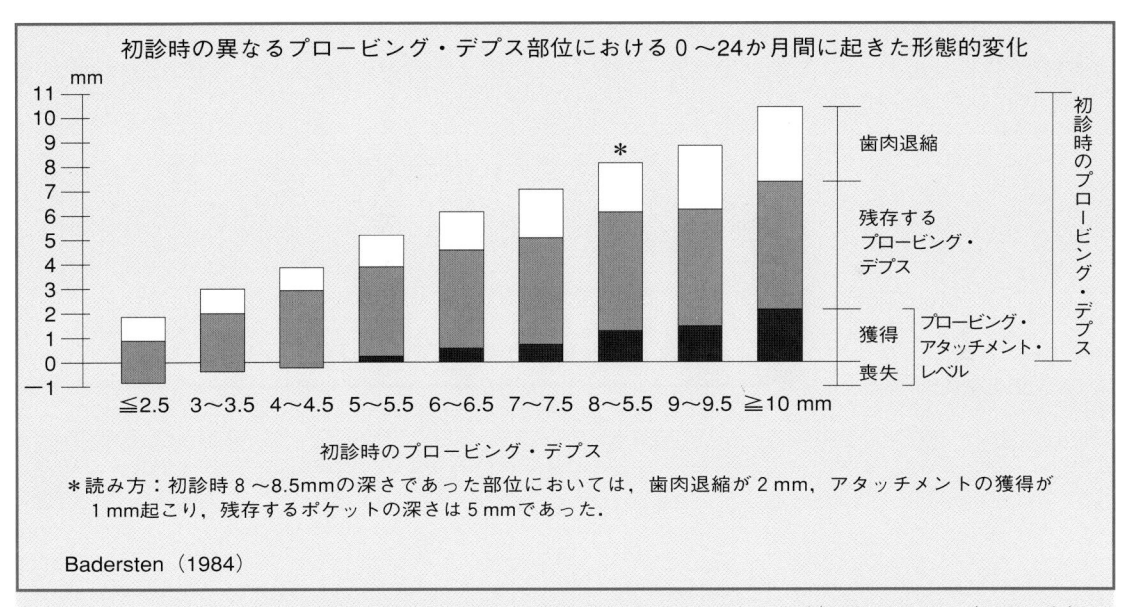

初診時の異なるプロービング・デプス部位における0〜24か月間に起きた形態的変化

＊読み方：初診時8〜8.5mmの深さであった部位においては，歯肉退縮が2mm，アタッチメントの獲得が1mm起こり，残存するポケットの深さは5mmであった．

Badersten（1984）

このグラフでは，それぞれの術前のプロービング・デプス・グループ（上記のグラフと同じ分類のグループ）における，ベースラインと比較した24か月後のプロービング値の平均の変化が示されている．棒グラフ全体の長さは術前のポケットの深さを示す．歯肉退縮の量，治療後に残存したプロービング・デプス，そしてプロービング・アタッチメント・ゲインが，それぞれの部位グループの棒グラフの中に示されている．以下のことが明らかにされた．
- 歯肉退縮の量は術前のプロービング・デプスが大きいほど増加していた
- 残存したプロービング・デプスの値も術前のプロービング・デプスの値が大きいほど大きかった
- 浅い部位より深い部位の方がプロービング・アタッチメントの獲得が大きかった．もっとも浅かったグループでは平均してアタッチメント・ロスがみられた

3 Initial Periodontal Therapy

臼歯部以外の歯を対象としたこの研究の結果，以下のようなことが観察された．
- プラーク・スコアは20%以下に減少した．
- 初期のプロービング深さに関係なく出血スコアは20%以下に減少した．
- 治療前に深かった歯周ポケットは歯肉の退縮とプロービング・アタッチメント・レベルの獲得によって深さを減らした．例として，約8mmの深さの治療前の歯周ポケットは，2mmの歯肉の退縮と1mmのその部位における歯肉の適合により，平均約5mmまで深さを減少する．

■深い部位における治癒反応
Response for deep lesions?

Q: 深い歯周ポケット部位における治癒反応の限界は何か？

A: 前のグラフに示したように，非臼歯部のプロービング・デプスやブリーディング・スコアの変化において，歯周初期治療が効果的でないような術前のポケット深さの値は認められなかった．しかしながら，治療後に残存するプロービング・デプスは，術前の歯周ポケットが深くなるにつれて平均して大きくなっていた．

■骨縁下ポケット
Intrabony pockets?

Q: 骨縁下欠損を伴う部位における非外科治療は効果的か？

A: 研究結果によると，骨縁下欠損を伴うような深い歯周ポケットにおいても歯周初期治療は有効である．

■歯と部位における違い
Tooth and site location?

Q: 異なる歯や部位において治癒に差があるのか？

A: 頬側や舌側は隣接面に比較して歯肉の健康を得やすい．頬側や舌側は一般的に治療前において疾患の程度が軽く，また，患者によるプラーク・コントロールも到達性を得やすい．
　複根歯分岐部における歯周ポケットは単根歯や複根歯平滑面に比較して治癒が劣っている．臼歯部以外での根面溝もまた治癒を悪化させる．このような解剖学的な点を別にすると，歯の種類や歯列における位置関係は，治療の結果にそれほど大きな影響を及ぼさないようである．

3　歯周初期治療

■根分岐部におけるポケット
Furcation pockets?

Q：根分岐部病変部位における治癒の限界は何か？

A：根分岐部病変は非外科療法(外科療法と同じように)の成功を妨げる最大の原因である．このような劣悪な治癒の原因として推測できる理由は，
- 歯肉縁下デブライドメントの効率の低下(p.45〜46参照)．
- 患者によるプラーク・コントロールの効率の低下．
- 根分岐部の解剖学的な形態により，歯の凸面部や歯の平滑面と同程度の歯肉の適合が得られない．このような結合の悪い部位では微生物の再集落化が起こりやすい．

■病変の進行
Continued progression?

Q：病変の進行はどれくらい続くのか？

A：平均すると，治療後ほんのわずかの数％の部位で病変の進行が起きている．そして進行の比率がもっとも高いのは根分岐部病変部である．

■患者間の違い
Variation among patients?

Q：患者間で治癒の状況，病気の進行にどのような差があるか？

A：歯周炎の臨床的な所見に患者間の違いが見受けられる．ブリーディング・スコアやプロービング・デプスとして評価された治療結果に，それらの違いが反映されている．たとえば，何人かの未治療の歯周炎では比較的強い炎症，腫脹，出血傾向が見受けられる．これは，このような個人においては治療によってより劇的な改善が治療後の検査結果に見受けられるであろうことを意味する．しかしながら，患者の治療に対する反応の違いという観点では，疾患が進行しつづける傾向のある部位が，同一患者の同一歯列中に存在するということが重要である．

　患者における治療に対する反応の違いという点でもっとも重要なことは，歯列のいろいろな部位で疾患が進行しつづける傾向に違いがあることである．広範に進行した歯周炎治療を必要としている成人の大部分は，疾患が長期間にわたって，しばしば数十年にわたって，進行してきたと見受けられる．疾患に対する感受性があることを示していたにもかかわらず，ほとんどの患者は長年にわたって感染していたはずの病気が一度緩解してしまうと，実際

35

のところその後はたいした進行を示さない．継続した病気の進行は，個人のある歯やある部位に限局しているのが一般的である．

以下の長期研究に参加した進行した歯周炎の患者グループから得られたデータに，いろいろな患者そして部位における治癒反応や病気の進行の違いが，示されている．

16名の重度で広範性に波及した歯周炎に罹患していた患者の治療結果が示されている．口腔衛生指導と1回だけの麻酔下における歯肉縁上，歯肉縁下のデブライドメントがベースライン時に行われた．根尖まで歯周ポケットが及んでいる歯を除いて，広範囲の歯周組織破壊を伴う歯も保存された．口腔衛生に関する再指導，深くそして，また出血を伴う部位におけるデブライドメントとともに，専門家による歯の清掃を主とするメインテナンスケアが，42か月間の観察期間中，いろいろな頻度で（平均で2か月に一度）行われた．

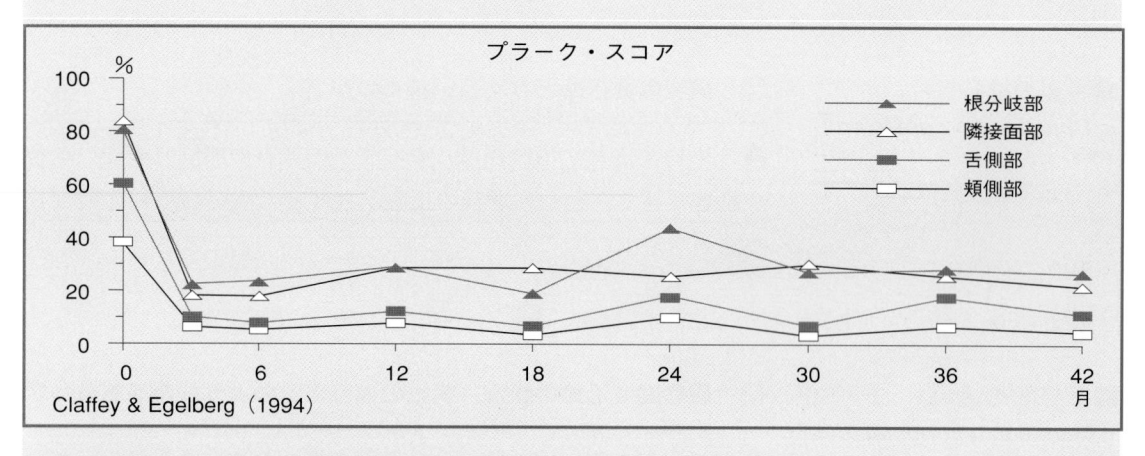

プラーク・スコア

Claffey & Egelberg（1994）

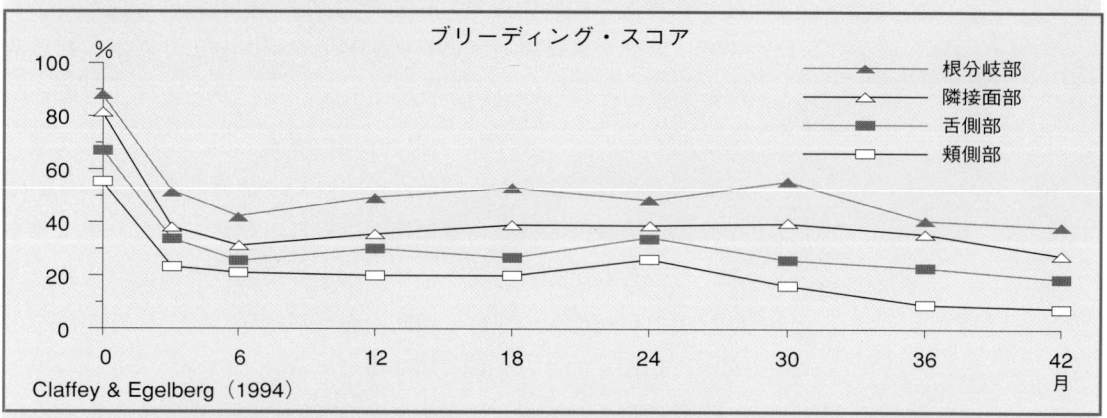

ブリーディング・スコア

Claffey & Egelberg（1994）

プラークと出血スコアは部位によって異なる．出血の値は最初の6か月間で改善された．そして根分岐部において（根分岐部の開口部が位置している臼歯部の頬側，舌側および隣接面部で）もっとも高かった．このような部位の多くは術前に根分岐部病変を伴っていた．

この研究におけるプラークと出血スコアはp.31に示されているデータより高い．そのことは，この研究では臼歯部も含まれていたという事実によってある程度説明される．

初期のプロービング・デプス別グループの0〜24か月間における変化
（Claffy & Egelberg, 1994をもとに計算されたデータ）

非臼歯部

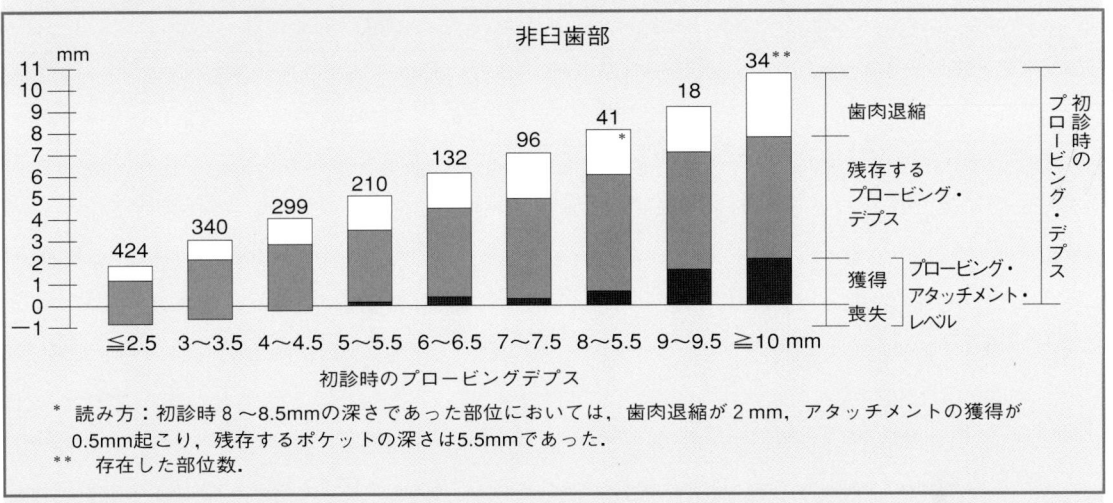

* 読み方：初診時8〜8.5mmの深さであった部位においては，歯肉退縮が2mm，アタッチメントの獲得が0.5mm起こり，残存するポケットの深さは5.5mmであった．
** 存在した部位数．

臼歯部平滑面

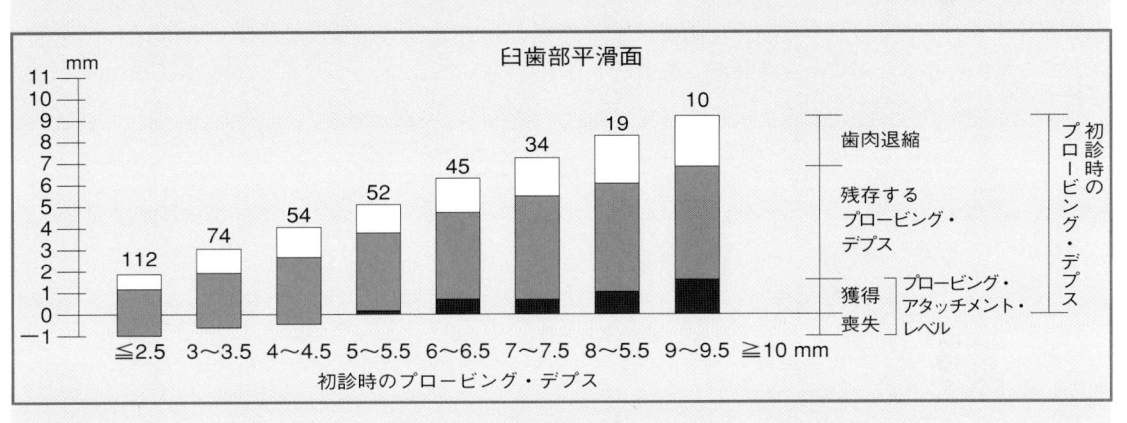

臼歯部根分岐部

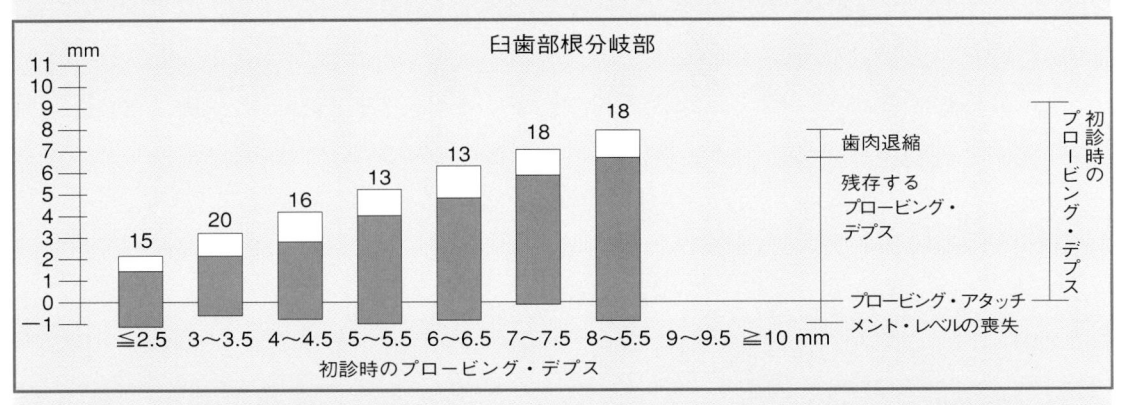

　この三つのグラフはp.33の下段のグラフと比較できる．臼歯部における平滑面（中段）においてみられる変化は，臼歯部以外（上段）のものと類似している．そしてまた，p.33のグラフに表わされているような臼歯部以外の結果に似通っていることも注目されるべきである．ところが，臼歯部における変化（下段）は異なっており，術前のどの深さにおいてもプロービング・アタッチメント・ロスを示した．

異なる部位別で，非外科的な治療後の0〜42か月間に2mm以上のアタッチメント・ロスを起こした部位の占めるパーセンテージ（Claffy & Egelberg, 1994をもとに計算されたデータ）

アタッチメント・ロスを起こした部位(％)			
頬　側	舌　側	隣接面	根分岐部
5.3	5.2	4.8	12.2

根分岐部がもっとも高いパーセンテージの継続したアタッチメント・ロスを露呈した（このページの二つの表で示された結果には，アタッチメント・ロスがあったとしても観察期間中にポケットが3.5mm以下で，ほとんど出血しなかった部位は計算に含まれていない）．残念ながら，根分岐部病変に関するデータはこの研究報告に含まれていない．もし術前に根分岐部病変を呈していた部位のみに限定されたデータであれば，アタッチメント・ロスを起こした根分岐部の割合はもっと高かったであろう．

非外科的な治療後の0〜42か月間に歯周炎によって2mm以上のアタッチメント・ロスを起こした部位と，歯の喪失となった部位の各歯面別，およびそれぞれの患者別における分布（Claffy & Egelberg, 1994をもとに計算されたデータ）

患者*	頬　側	舌　側	隣接面	根分岐部	計	％	喪失歯数
1	0	0	0	0	0	0.0	0
2	0	0	0	0	0	0.0	0
3	0	0	0	1	1	0.6	0
4	0	1	3	0	4	3.1	0
5	1	1	1	3	6	3.1	0
6	0	2	1	1	4	3.1	0
7	0	1	3	0	4	3.4	1
8	2	1	2	0	5	4.6	1
9	0	1	2	0	3	5.7	0
10	4	0	4	1	9	6.2	1
11	2	0	2	0	4	7.4	0
12	0	1	9	1	11	8.4	0
13	3	1	4	1	9	8.8	0
14	2	2	3	2	9	10.3	0
15	0	1	13	3	17	12.7	2
16	4	5	9	5	23	13.2	1

＊患者は2mm以上のプロービング・アタッチメント・ロスを起こしたパーセントの低い順に並べられている

被験者間で，継続したプロービング・アタッチメント・ロスを示した部位の占めるパーセントに大きな違いがみられた．このような違いは，術前における根分岐部病変を伴った歯の存在のばらつきに関連しているようにみえる．失われた6本の歯のうち，5本は術前に重度の骨欠損とX線写真で明らかな根分岐部病変を伴っていた臼歯であった．

■器具
Instruments?

Q: 音波や超音波器具によって十分な結果を得ることができるか？ または，このような器具を手用器具の補助として用いる必要があるか？

A: 局所麻酔下で，手用器具，音波，超音波を使用した場合，臨床的な結果に違いがあるかを比較した1〜2年の期間の研究において，これらの三つの器具で同じような改善が得られたとされている．これは深い部位においても同じような結果である．そしてこのように，音波や超音波器具だけでも十分な機械的な清掃（デブライドメント）が可能である．

■繰り返しの器具操作による清掃
Repeated instrumentation?

Q: 最良の治癒を得るためにデブライドメントを繰り返す必要があるか？

A: 仮説としては，二つの理由から繰り返しデブライドメントを行う必要はないようである．繰り返しデブライドメントを行う必要性があるとすれば，①十分な機械的な清掃性を得るため，②歯肉の形態と適合性が改善する前に，初期の治癒過程で起こるかもしれない歯肉縁下での細菌の再集落を防ぐため，という目的であろう．

　しかしながら，評価可能な研究を集めて分析してみると，繰り返し器具操作を行う必要性がないことが明らかになってくる．経験を積んだ術者は，1回の器具操作で十分なデブライドメントを行うことができる．治癒期における歯肉縁下への細菌の再集落形成は，その個人のプラーク・コントロールが改善しているという条件のもとでは，急を要する問題ではない．

■器具操作による外傷
Instrumentation trauma?

Q: 歯肉縁下の器具操作によって，どれくらいの外傷を歯肉組織に負わせるのか？

A: 歯肉縁下の器具操作直前と直後のアタッチメントの位置を比較した研究では，約0.5mmのプロービング・アタッチメント・ロスが報告されている．このロスについて組織学的な裏づけはとれていない．治療直後のプローブの侵入を容易にするような歯肉組織の伸展によるものがもっとも関連のあるものかもしれない．そ

してまた，歯根からの結合組織線維の剥離も実際に起こっているのかもしれない．

治療数か月後のプロービングによる計測時には，歯肉の再付着によって，もはや初期の外傷に起因するアタッチメント・ロスは存在しない．

■歯肉縁下細菌叢に対する効果
Effect on subgingival microflora?

Q：非外科的治療の歯肉縁下に対する効果はどのようなものか？

A：歯肉縁下の細菌叢を評価した研究では，ペーパーポイントやキュレットによって採取されたプラークサンプルを用いてきた．治療効果として，歯肉縁下細菌の総数は減少する．この減少の度合は限られたものであるようだ．これはおそらく，その症例に代表的で十分な量のサンプルを採取するということの難しさを反映しているのかもしれない．それゆえ，サンプルは質的な変化を発見するのにもっと適しているようである．

治療前における歯肉縁下の細菌叢は嫌気性菌とグラム陰性菌が主である．治療後，このような細菌は数を減らし，好気性菌の相対値が逆に増加してくる．

治療後の歯肉縁下におけるスピロヘータの割合の変化が，プラークの質の変移を明確に表わす．治療されていない深い歯周ポケット部位におけるスピロヘータの割合は，およそ平均20％である．徹底的なデブライドメントによって，平均はゼロに近づく，あるいはほんの数パーセントになる．このように，歯肉縁下サンプル中のスピロヘータの割合を顕微鏡下で検査することは，デブライドメントの質を評価するために用いられてきている．

■患者によるプラーク・コントロールのみの効果
Personal plaque control alone?

Q：専門家によるデブライドメントを行うことなしに，患者によるプラーク・コントロールだけでどれくらいの効果が得られるか？

A：患者自身によるプラーク・コントロールだけでも辺縁歯肉部炎症の程度に影響を及ぼす．出血を表わす指数とプロービング・デプスにいくらかの改善がみられる．浅い部位においては歯肉縁下細菌叢に影響が起こるが，深い部位ではそうはいかない．深い

部位ではしかも，歯肉縁上，歯肉縁下両方におけるデブライドメントによってもアタッチメント・レベルの獲得は起こらない．そして，長い時間が経つとアタッチメント・ロスの頻度が増加する．

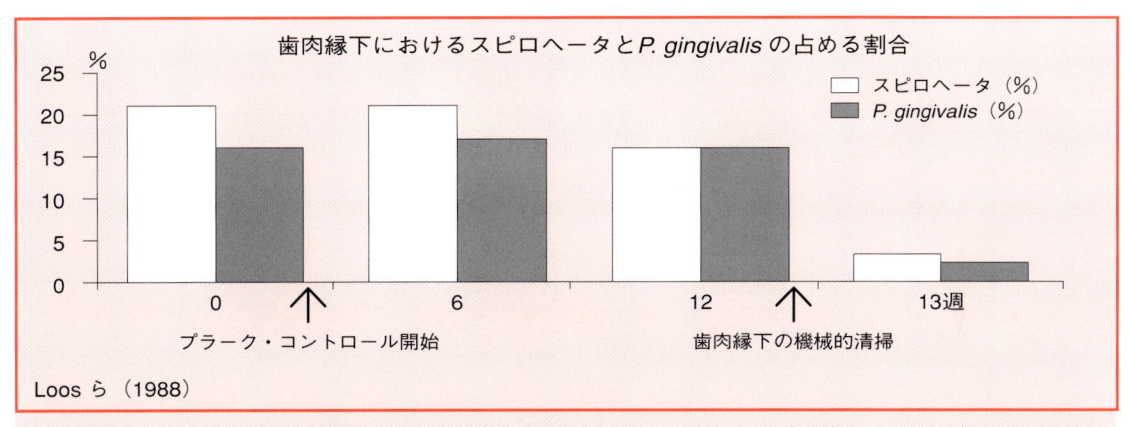

[図：歯肉縁下におけるスピロヘータとP. gingivalisの占める割合]
Loos ら（1988）

スピロヘータ（位相差顕微鏡により同定）とPorphyromonas gingivalis（培養により同定）の相対的な割合が，深さ6mm以上の歯周ポケット部位において，12週間に及ぶ患者自身のプラーク・コントロールの後，そして専門家によるデブライドメントの1週間後（第13週）に評価された．デブライドメント後の劇的な変化と対照的に，患者自身によるプラーク・コントロールだけの期間では，ほんのわずかかあるいはほぼゼロに近い効果のみ認められた．

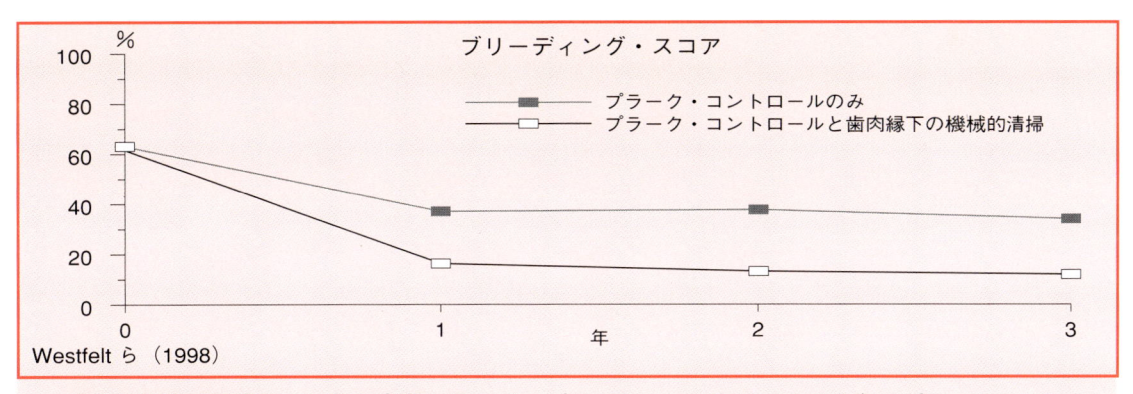

[図：ブリーディング・スコア]
Westfelt ら（1998）

重度歯周炎に罹患した16名の患者において，プラーク・コントロールのみと，プラーク・コントロールと歯肉縁下のデブライドメントが併用された場合の相対的な効果が研究された．ベースラインのデータ収集に続き，全被験者が口腔衛生指導と全歯列に及ぶ歯肉縁上のデブライドメント（プラーク・コントロールをより効果的にするために）を受けた．続いて，歯肉縁下のデブライドメントが半分の（上下顎で対角線上に位置する）歯列に行われた．プラーク・コントロールの程度の確認と歯冠研磨が3年の間3か月ごとに行われた．プロービング・アタッチメント・ロスが2mm以上起こった部位が毎年同定され，そのような部位では歯肉縁下にデブライドメントが行われ，研究対象部位としての分析からはずされた．

3 Initial Periodontal Therapy

0～3年間にアタッチメント・ロス2mm以上の部位の占めるパーセント＊（Westfeltら，1998）

ポケットの深さ	プラーク・コントロールのみ	プラーク・コントロール ＋歯肉縁下の清掃
≦3 mm	2	0
4～6mm	13	4
≧7 mm	32	3

＊経過観察期間（0～1，0～2，0～3年）の累計

　初期の65％という平均プラーク・スコアは両方のグループにおいて15～20％に減少し，研究期間中そのレベルで維持された（結果はここに示されていない）．出血を示す値はプラーク・コントロールのみでいくらか減少した（おそらく浅い部位で）．しかし，プラーク・コントロールに続く歯肉縁下のデブライドメントのあとでは顕著に減少した．
　3年間の経過観察期間に2mm以上のアタッチメント・ロスを起こした部位の総数は，併用した部位で少なく，そしてプラーク・コントロールのみの部位で，とくに治療前に7mm以上の深さであった部位において，高かった．
　この結果は，もし進行した疾患が歯肉縁下部を治療しないまま放置された場合，そのさらなる進行を止められない可能性があることを強調するものである．

■歯肉縁下のデブライドメント（清掃）のみ
Subgingival debridement alone?

Q: 患者自身のプラーク・コントロールなしに，ただ専門家による歯肉縁下のデブライドメントのみが行われた場合はどのような結果となるのか？

A: 歯肉縁下のデブライドメントのみでいくらかの一時的な改善は期待できる．しかしながら，歯肉縁上のプラーク・コントロールが同時に行われないと，歯肉縁下に細菌の再集落化が起こってくる．歯周炎と相関のあるような細菌叢が2～3か月以内に再構成される．そして，それまでにみられた臨床的な改善が，悪化に転じてしまう．

■集中的な治療期
Condensed treatment phase?

Q: 1～2か月間に1/4顎単位で治療する方法と比較して，デブライドメントを全歯列に対して2日間で行う方法によって治癒は改善するか？

A: 歯肉縁上・縁下のデブライドメントは，よく1～2週間ごとに4回の来院（1/4顎に1回）で行われる．この方法に従うと，まだ治療されていない部位からの病因菌が他の部位，すなわち治

療されて間もないスケーリング・ルート・プレーニングされたばかりの部位を汚染することが推測される．一つの研究チームからの8か月間の研究結果によると，2週ごとに4回の来院で治療された患者と比較して，2日間で全歯列のスケーリング・ルート・プレーニングを行う方法で治療された患者の方が治癒の状態が良かったと報告されている．しかしながら，この研究はより長期の追跡調査を含むさらなる研究によって追試されるべきである（この再感染という概念はp.39で紹介した，治癒期間における再治療は不必要であるかもしれないとされた結果に対して，いくらか矛盾するものである）．

■ 抗菌濃度以下でのドキシサイクリンの全身投与
Systemic doxycycline in subantimicrobial dose?

Q：抗菌濃度以下でのドキシサイクリンの全身投与は，機械的な方法による治療効果を助長するか？

A：ドキシサイクリンの歯肉におけるコラゲネース活性の抑制効果によって，長期に及ぶ抗菌濃度以下でのドキシサイクリンの全身投与（20mgを2回；Periostat®）が，機械的な清掃の効果を助長するかもしれないことが仮説として存在していた．これまで，初期の機械的な治療に引き続きドキシサイクリン投与を行い，9か月間評価した研究が二つ報告されている．その結果としては，いくらかの，しかし，限られた付加的な効果が報告されている．しかし，この前の質問と同様，この治療法が有効な治療法として認識されるためには，より長期の追跡調査を含むさらなる研究によって追試が行われるべきである．

■ 術者による成否の違いの原因
Cause of operator success/failure?

Q：歯肉縁下の機械的なデブライドメントの成否が術者間で異なる理由は何か？

A：この質問に答えられる研究結果は存在しない．しかしながら，うまくいかなかったという理由で一般開業医から紹介された症例を，歯周病専門医が集めて観察した結果によると，成功しない治療を行っている術者はいつも十分な歯肉縁下のデブライドメントを遂行できていない，ということが一般的な意見である．このような失敗の原因として，①歯周ポケットの位置と深さを的確に把

握できていない，②よく切れない器具を使用している，③確実な機械的清掃が歯肉縁下根面のすべての面で行なえるような適切な器具操作ができない，④局所麻酔を使用していない，などがある．成功の鍵は，結局，必要とされている治療法の本質（デブライドメントの目的）を適切に評価できるようになることかもしれない．

4 歯石の除去と根面への処置
Calculus Removal and Root Surface Treatment

■完全な除去
Complete removal?

Q: 歯肉縁下歯石の完全な除去は可能か？ 術者の経験，フラップの有無，異なる器具の使用，異なる歯や部位などが，歯石除去にどのような影響を及ぼすのか？

A: 抜歯予定の歯を用いて研究が行われてきた．抜去前に，歯肉縁下に機械的な清掃処置が行われた．抜歯後，歯肉縁下部位を顕微鏡下(×10)で残存する歯石について検査した．結果，次のようなことが明らかになった．

- 器具操作によって，完全な歯肉縁下歯石の除去を確実に行うことは困難であるようである．平らに削られてしまった少量の歯石が残されていることが多い．事実，約10％～50％の治療された根面に，歯石が残っていることがある．
- 一般的に，フラップを伴わない器具操作処置よりも，フラップを伴う(外科的な)器具操作処置のあとに歯石の残存は少ない．
- 隣接面に比べて唇面や舌側面に，また深いポケットに比べ浅いポケットで残存歯石は少ない．
- 単根歯に比較して，臼歯部，とくに根分岐部病変部位において，より機械的な清掃が難しい．
- 手用と超音波器具による除石の効率に差はない．
- 歯肉を剝離した状態での根分岐部病変部位では，ダイヤモンドでコートされた器具の使用により歯石除去の効率が上昇するようである．
- 術者の経験は歯石除去における成否をきめる重要な要因である．
- 歯石が残っていても少量であり表面が滑沢になっていれば，歯周組織の臨床的な改善は得られるかもしれない．

4 Calculus Removal and Root Surface Treatment

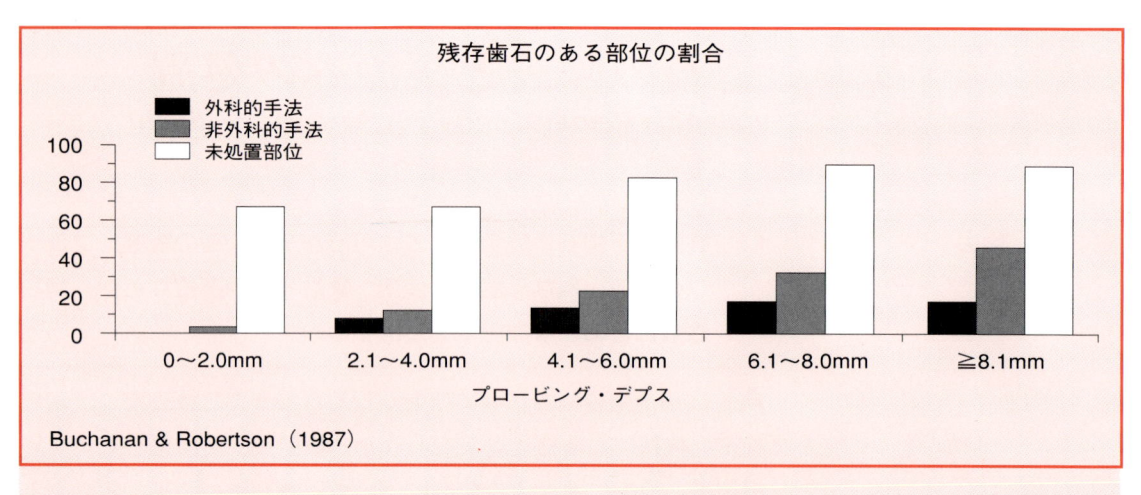

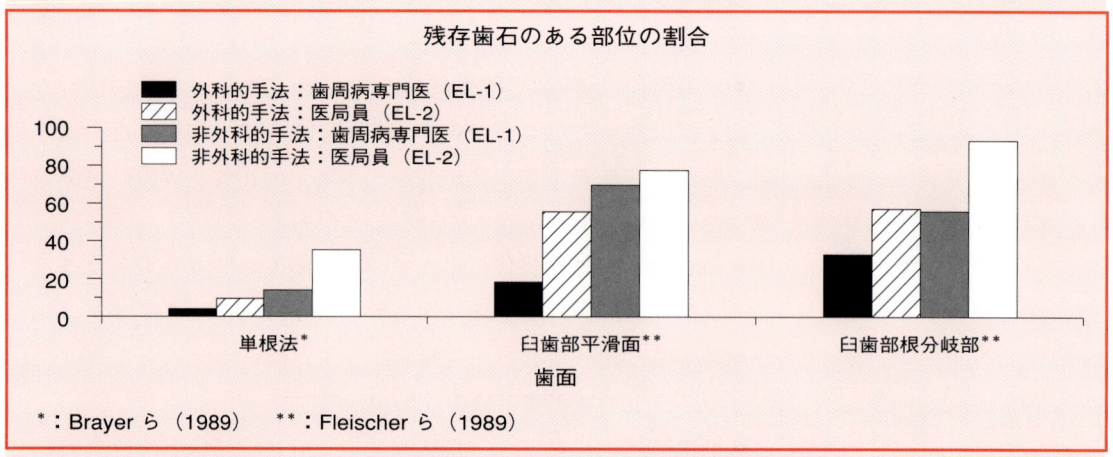

残存歯石のある部位の割合

- 外科的手法
- 非外科的手法
- 未処置部位

プロービング・デプス: 0～2.0mm / 2.1～4.0mm / 4.1～6.0mm / 6.1～8.0mm / ≧8.1mm

Buchanan & Robertson (1987)

残存歯石のある部位の割合

- 外科的手法：歯周病専門医（EL-1）
- 外科的手法：医局員（EL-2）
- 非外科的手法：歯周病専門医（EL-1）
- 非外科的手法：医局員（EL-2）

歯面: 単根法* / 臼歯部平滑面** / 臼歯部根分岐部**

*：Brayer ら (1989)　　**：Fleischer ら (1989)

　二つのグラフは歯肉縁下への器具操作後の残存歯石に関する研究結果であり，検査された中のあるパーセンテージの歯面に歯石が残存していたことが示されている．上段のグラフは，器具操作された歯面のプロービング深さ，あるいはフラップを伴うか伴わないかにより，残存歯石の量に違いがあることを表わしている．下段のグラフではフラップを伴うか伴わないか，歯面別，術者経験のレベル別（EL-1：2人の経験を積んだ歯周病専門医，EL-2：歯周病治療科の医局員）による残存歯石量の違いを示している．

■ 根面の滑沢化
Root planing?

Q： 理想的な治癒を得るために「汚染された」根セメント質を取り除くようなルート・プレーニングが必要ですか？

A： 内毒素を測定することによって，病的な歯周ポケットにおける毒素のセメント質への吸収の程度が評価されてきた．抜去歯を分析した最近の研究では，内毒素は表面に付着しているに過ぎず，ブラッシングのような方法でも除去できることが示されている．このように，これまでのセメント質を取り除くような徹底的なル

ート・プレーニングが必要であるという認識は否定された．歯肉縁下への抗菌物質を使用した研究の結果からも，間接的にこの新しいコンセプトが証明されている．

　少なくとも短期における研究結果では，抗菌物質のみ使用した場合と，機械的な器具操作を行った場合に同等の治癒が得られたことが観察されている（p.64～67参照）．歯肉縁下の生きている細菌プラークが，重要な有害な物質の主なものであるようである．

■根面の粗造性
Root surface roughness?

Q：根面の粗造性は器具操作後の治癒にどのような影響を及ぼすのか？

A：歯肉縁上の歯面が粗造であればあるほど，歯肉縁上プラークの形成が増えることはよく知られている．歯肉縁下の表面粗造性もまたプラーク形成を助長するかもしれないが，まだ証明されていない．

　歯肉縁下の器具操作によって根面は多かれ少なかれ影響を受ける．手用，音波，超音波スケーラー使用後の根面の粗造性を直接評価したいくつかの研究では，相反する結果が報告されている．しかしながら，異なる器具を用いたとしても臨床的には同じような結果が得られたという事実によって，たとえ根面の粗造性に違いがあったとしても，最終的な治癒には影響はないことが示唆されている（p.39参照）．

5 追加治療のための再評価と基準
Re-evaluation and Criteria for Supplementary Treatment

■ 目的と時期
Purpose and time point?

Q: 再評価の目的は何か？　そして再評価に適した時期は？

A: 再初期治療あるいは追加の歯周外科処置の必要性を決定するために，初期治療における非外科処置の結果を評価する．治癒の進行度についての臨床研究の結果，インストゥルメンテーション完了後3か月が1回目の再評価に適した間隔とされる．当初深かった部位でさえ，その時点で臨床的治癒のほとんどが起こっている．

■ プラーク・スコア
Plaque scores?

Q: 全顎のプラーク・スコアがどのくらいのレベルならば，追加処置が必要とされるか？

A: 追加の口腔衛生指導が必要と判断されるような，天然歯における全顎のプラーク・スコアのレベルを正確に示した研究データはない．理想的には，数パーセント以下にまで減少されるべきである．しかしながら，これは現実的なゴールではないかもしれない．20％かそれ以下のプラーク・スコアに達することが現実的であるとする研究がある．それゆえプラーク・スコアがこのレベルを超えており，とくにもし出血指数も高いようであれば，追加の口腔衛生指導を考えるというのは理にかなっている．歯列中のデンタルプラークの付着部位も確かに再指導を考慮するうえで重要である．

再指導に失敗した場合，ある程度の頻繁に行う専門的な縁上そして縁下の清掃（予防）により，個人の不十分なプラーク・コントロールを償うことができるという間接的な証拠はある（p.85～86参照）．

5 追加治療のための再評価と基準

■出血指数
Bleeding scores?

Q：追加処置の必要性を決定する，全顎のプロービング時の出血はどの程度か？

A： 処置後高い出血指数を示す患者は，指数の低い患者よりも継続的なアタッチメント・ロスの起こる大きな危険性を有することを，いくつかの研究が示している．それゆえ，再評価時の高い出血指数を減少させる努力をすべきである．いくつかの研究によれば，プラーク指数と同じく治療前に深いポケットや高い出血指数を示した患者でも，出血指数も20%かそれ以下に達することは現実的である．

　高い出血指数は，不十分な個人のプラーク・コントロールによる歯肉辺縁の炎症のみならず，歯肉縁下の感染が残っている部位の存在によってもまた説明されるかもしれない．それゆえ，適切な処置を行うためにも個々の部位での出血の原因が評価される必要がある．

■残存歯石
Residual calculus?

Q：残存した縁下歯石の診査は再評価時に行われるべきか？

A： 大きくて多量の縁下歯石は処置前に見つけられるかもしれないが，歯肉縁下のデブライドメンド後に残った少量のものを見つけることは困難であることが，いくつかの研究で示されている．いったん臨床医が必要な臨床技術を習得していれば，歯肉の炎症状態の評価によって，もっともよく歯肉縁下のデブライドメントの効果を評価することができる．炎症が消失しないことは，歯肉縁下のプラークまたは歯石の残存を示している．

■出血部位
Bleeding sites?

Q：進行中の疾患活動性（アタッチメント・ロス）の指標としてみた場合，個々の部位におけるどの程度のプロービング時の出血が問題か？

A： 疾患の活動性の予知因子としてのプロービング時の出血についての研究では，個々の部位におけるプロービング時の出血と続いて起こるアタッチメント・ロスの関連があまり大きくないことを示している．予測の限界が生じる原因としては，これらの研究

49

における陽性の出血指数にはプロービング後の目に見えるどんな量の出血も，たとえ最小の"点状の出血"でさえも，含まれているということによるのかもしれない．

もし，軽いプロービング圧でも起こる明らかな量の出血のみに限定すれば，予知性を改善することも可能であろう．臨床医は，もし組織が"簡単に"そして"著しく"出血するならば，まず疾患活動性の上昇を疑うかもしれない．明白なガイドラインが欠如しているため，再処置が必要かを決定する出血の程度は，主観的な基準によって決定されている．

付け加えられるべきことは，プロービング時の出血がないという理想的なゴールが，歯周組織の安定を示す信頼できる指標であるということである．

■化膿部位
Suppurating sites?

Q：進行中の疾患活動性の指標としてみた場合，個々の部位におけるどの程度のプロービング時の排膿が問題か？

A：初期治療後には，プロービング時の排膿がまれにしか起こらないことから，プロービング時の排膿のアタッチメント・ロスに対する予知性は低く評価されていた．縁下での膿の蓄積が臨床的にもみられるという点で，排膿が疾患活動性の上昇，あるいはその可能性を示す兆候とすることは生物学的見地からみて妥当であるように思われる．プロービング時の排膿や自然排膿が起こるということは，再処置の十分な理由となる．

■残ったプロービング・デプス
Residual probing depth?

Q：残ったプロービング・デプスは追加処置によって治療されるべきか？

A：過去においては，ある程度以上深いポケットが残った部位（すなわち，5あるいは6mm以上）はしばしば処置の失敗の結果だとみなされ，それゆえに歯肉縁下の再デブライドメントや外科処置が行われるべきであるとされていた．しかし，より近年のリサーチの結果は，このようなアプローチが疑わしいかもしれないことを示している．

より深いプロービング・デプスは以前の病歴を反映しているの

かもしれないが，治療後の疾患活動性の上昇を表わす兆候ではないかもしれない．ある部位で残ったプロービング・デプスは，処置以前の深さとの関連で評価されるべきである．深さの減少は，処置後の深さがたとえ比較的大きくても，改善の指標とみなされるであろう．逆に，たとえ処置後の深さが比較的浅くても，深さの増加は悪化を示している．

やはり明白なガイドラインがないことから，再処置されるべき残ったプロービング・デプスを決定するためには，主観的な判断が求められる．この評価には，歯肉の炎症程度をも考慮する必要があるだろう．たとえば明らかな出血があり，あるいはプロービングで排膿があって，ポケットが4～5mm残っている部位は，明らかに再処置の候補である．逆にプロービング値が6～7mm残っている部位でも，出血がなく，その深いポケットが炎症状態より他の要因と関連があるようであるならば，再処置の必要はないかもしれない．残った深い部位は解剖学的要因（骨内欠損の存在，歯肉の退縮を妨げる隣接歯の高い骨レベル，後方臼歯や結節の存在部位）や，患者の状態（豊富な線維性歯肉）によって説明できるかもしれない．

■X線写真の再撮影
Radiographic changes？

Q：X線的変化をとらえるために，再評価時に新しくX線撮影するべきか？

A：歯肉辺縁の骨のX線写真像のイメージは，X線の投影のされかたや，フィルムの露出時間や現像に関したその他の要因によってもさまざまである．日常的に撮影されるX線写真の規格化の欠如に加えて，歯冠側骨縁の正確な位置の判定も困難な場合が多い．

リサーチの結果は，伝統的なX線写真では初期治療後に起こる骨頂の高さの微小な変化は検出できないことを示している．それゆえ，処置以前に撮影されたX線写真と比較するために再評価時に撮影することはほとんど価値がないようにみえる．メインテナンスの期間中に骨縁の大きな変化が疑われたとき，補助的な診断としてのX線写真の比較は有益である．

5 Re-evaluation and Criteria for Supplementary Treatment

■細菌のサンプル採取
Microbial samples？

Q： 歯肉縁下の細菌のサンプル採取は，追加処置の必要性に価値ある情報を提供できるか？

A： 歯肉縁下のサンプル採取によって得られる，種々の歯周病関連細菌の情報を再処置の必要性の決定に使えるか，言い換えれば，これらのバクテリアのレベルが根強い疾患活動性を示し，続いて起こるアタッチメント・ロスを予知できるかということを決定するための研究が行われてきた．これらの研究対象の細菌にはスピロヘータ，*A. actinomycetemcomitans, P. gingivalis*が含まれる．しかし，これらの研究の結果は結論を出しえていない．

　今までのところ，細菌のサンプル採取は臨床的な評価に対して実質的で有力な補足情報を提供していないようである．しかしながら，将来の研究で信頼できるテストができるかもしれない．

■歯肉溝滲出液
Gingival fluid samples？

Q： 追加処置の必要性を判断する際に，有益となる歯肉溝滲出液の含有物を分析するテストはあるのか？

A： 今までのところ，市販されているもので診断価値ありと証明されている歯肉溝滲出液の実用的なテストはない．しかしながら，これは徹底的な研究がなされるべき分野である．疾患活動性のインディケーターの研究では，歯肉溝滲出液に含まれる組織破壊に関連する組織由来の酵素やその他の成分だけでなく，細菌の酵素成分についても調べられている．将来的に実用的なテストが，臨床評価の補足としてそれぞれの部位に使われるようなものとして開発されるかもしれない．

6 到達（アクセス）/切除的歯周外科
Access/Resective Periodontal Surgery

■ 従来からの適応法
Traditional indications?

Q： 到達/切除的歯周外科は，通常どのような理由で行われるのか？

A： 到達/切除歯周外科には二つの主な目的がある．根面のデブライドメントのための器具の到達性を高めることと，プロービングの深さを減少させることである．プラークと歯石の除去は明視下の精査によって容易になる（p.45, 46参照）．概念的に，残存した浅いプロービング・デプスでは，深いプロービング・デプスよりも微生物のコロニー形成が少なくなる傾向があり，健康な状態を保つことが容易である．

■ 歯肉切除術
Gingivectomy?

Q： 歯肉切除術はどのような場合に行われるのか？

A： 歯肉切除術は，十分なプロービング・デプスの減少に歯槽骨整形が必要ではないような骨内欠損や歯槽間の陥凹がない部位において，行うよう推奨されてきた．広い幅の角化歯肉が必要とされる．

■ フラップ手術
Flap procedure?

Q： どんなときにフラップ手術が行われるのが望ましいのか？

A： 粘膜骨膜弁を用いたフラップ手術は，ほとんどの場合に応用できる．

■ 粘膜骨膜弁と歯肉切除の併用
Combined flap/gingivectomy?

Q： どんなときに粘膜骨膜弁と歯肉切除が併用されるのか？

A： 頰側の粘膜骨膜弁と口蓋/舌側の歯肉切除術の併用は，歯槽骨整形の必要性が頰側歯槽骨頂に限られているケースで考慮される．

■ポケット上皮の除去
Excision of pocket lining?

Q：フラップ手術において，内斜切開によるポケット上皮の除去は歯肉溝切開よりも望ましいのか？

A：仮説として，ポケット上皮とポケット上皮を残したまま隣在組織の慢性的な炎症結合組織の切開除去は，歯肉溝切開を行って歯肉弁をそのまま元に戻す方法より，新付着と歯肉縁の治癒を容易にするかもしれない．しかしながら，臨床実験ではこの二つの処置法による治癒の相違は明らかにされていない．

■歯槽骨整形術
Osseous recontouring?

Q：歯槽骨整形術の適応は？

A：歯槽骨整形は，不規則な歯槽骨頂，骨欠損，歯槽間の陥凹部などに残存するプロービングの深さを減少させたいときに行われる．

■歯肉弁根尖側移動術
Apical flap repositioning?

Q：フラップ手術において，歯肉を根尖側に移動して閉鎖することが望ましいのはどんなときか？

A：歯肉弁根尖側移動術は，残存したプロービングの深さの減少が望まれるどのような症例でも，使用可能である．

■各種歯周外科法による結果
Effect of various procedures?

Q：長期に及ぶ好結果を得られるのはどの歯周外科手術か？ 非外科処置と種々の外科処置とではその結果に差があるのか？

A：日常の歯周外科手術ではどの方法がいちばんであるか見極めようと，多くの研究が試みられてきた．加えて，歯周外科処置を行った場合と行わなかった場合の結果も比べられてきた．そして以下の結論が得られている．

- 現在のどのようなテクニックを使った歯周外科処置でも，プロービングの深さの平均的な減少とプロービング・アタッチメント・レベルの改善とが認められている．
- 歯周外科処置を伴わない歯根面のデブライドメントは，いろいろな種類の歯周外科処置と似たような結果を示した．しか

し，深い部位におけるプロービング・デプスの減少は歯周外科処置後，とくに歯槽骨外科手術を併用した方がいくぶん良かった．
- 平均的にみて，歯の限られた一部では，全ての術式においてアタッチメント・レベルの減少を示し続けたのは，ほんのわずかの個々の部位であった．

このように，多くの研究ではどの歯周外科処置が他に比べて有益であるかということを特定できていない．また，歯周外科処置の非歯周外科処置より有利な点を見出すこともできなかった．しかしながら，これらの結果を判断するにあたって，これらの研究の限界を考慮しなければならない．
- メインテナンスは通常1年に3～4回行われた．メインテナンスの頻度が少ない状況では，非外科的処置に比べ外科処置後にプロービング・デプスの減少が大きかったことも考えられる．
- ほとんどの参考となる研究では，以前に処置を受けていない患者の口腔内を分割して扱っている．すなわち，異なる処置が口腔の異なる部位にランダムに施行されている．このやり方では歯肉縁下のデブライドメントと，さまざまな外科処置の臨床的な明らかな違いを説明することができない．しかしながら，外科処置は，初期のデブライドメントで効果のなかった部位，すなわち初期治療後にも歯肉縁下の病理学的炎症を示す臨床的症状の続いている部位において，非外科的デブライドメントと比較されるべきであろう．このような実験のデザインが臨床におけるアプローチのよい参考になる．
- 参考となる研究のほとんどでは，被験者の年齢は20～30歳から60～70歳である．このことは，歯周病が進行するのに要する時間は患者によってさまざまであるということを意味している．これはすなわち，被験者の歯周病に対する感受性もさまざまであったことを示唆する．歯周病に対してより感受性が強いと考えられる若い被験者のみに対象を限定して，種々の歯周治療の効果についての調査を行えば，興味深い結果が得られるであろう．

種々の治療法を行った後の状態を比べた，二つの長期にわたる研究結果をp.57～60ページに示している．

6 Access/Resective Periodontal Surgery

■根分岐部病変
Furcation pockets?

Q: 明視下のデブライドメントと外科的にプロービング・デプスを減少させることは，根分岐部病変を含む歯周病変部に有益なのか？

A: 根分岐部の歯石除去は，非明視下の歯肉縁下のデブライドメントに比べて外科的な明視下では容易である（p.45，46参照）．したがって，根分岐部の歯周ポケットの外科的処置は有益だといえるかもしれない．残念なことに，根分岐部における治療効果について臨床的に明確に扱った比較研究はわずか2編しかない．それぞれ16か月と24か月の観察期間をおいた研究であるが，非外科処置後と外科処置後での相違は認められなかった．長期経過を観察したさらなる研究が必要である．

■歯周ポケットのメインテナンス
To facilitate maintenance?

Q: 深い残存歯周ポケットは，浅い歯周ポケットに比べて歯肉縁下の微生物のコロニー形成をより起こしやすいのか？ 深い歯周ポケットはメインテナンス期の管理がより困難か？

A: より深いプロービング・デプス（歯肉の病理学的炎症を示すような臨床症状を伴わない）が，微生物のコロニー形成を容易にするということを裏づける研究のデータは存在しない．しかし，いずれにしても再感染を起こした場合には，浅いプロービング・デプスの方が深いプロービング・デプスよりも再デブライドメントしやすいと予想することは妥当なようである．

■歯周病と修復処置
Prior to restorative work?

Q: 深い残存プロービング・デプスの外科的除去は，クラウンやブリッジ装着の前に行うべきか？

A: 修復処置を容易にするためや，歯肉退縮や歯肉縁下に設定したクラウンのマージンの望ましくない露出を防ぐために，事前のプロービング・デプスの減少を考慮できる．しかし，そのような外科的な修正がその後の歯肉退縮を実際に防いでいるかに着目し，評価した研究はないことを付け加えておかなければならないだろう．

■最近の適応症
Current indications?

Q： さまざまな歯周治療を比較した長期にわたる研究結果からみて，現時点では何が到達/切除歯周外科の第一の適応症か？

A： 上述したような参考となる研究の限界を考えても，外科的なプロービングの深さの減少や外科的明視下でのデブライドメントは，一般的適応とされるより考慮されるべきではないかもしれな

　四つの異なる処置を行った72人の患者を5年以上にわたって比較した結果である．口腔衛生指導，スケーリング・ルートプレーニングを含む初期治療後に，ベースラインの検査がすべての部位で行われた（＊）．初期治療終了1か月後，最終的な治療が始まる前に再度測定された（＊＊）．
- ルート・プレーニング（RPL）：再ルート・プレーニング．
- 歯肉縁下キュレッタージ（CUR）：軟組織キュレッタージを含むルート・プレーニング，必要に応じて縫合．
- Widman改良法（MWF）：内斜切開，基本的に骨切除は行わない，フラップ弁の再設置．
- ポケット除去手術（PEL）：内斜切開，骨整形，歯肉弁根尖側移動；ポケット除去のために骨切除が必要でなく，十分な歯肉があるケースでの歯肉切除術．

　口腔衛生強化を伴うリコールと，歯肉縁上・縁下のデブライドメントは，5年間の観察期間中3か月に一度行われた．

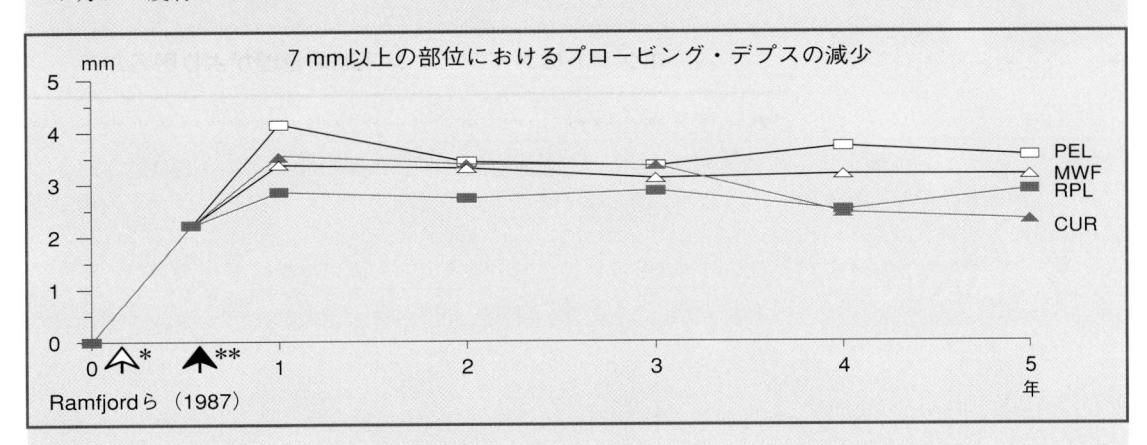

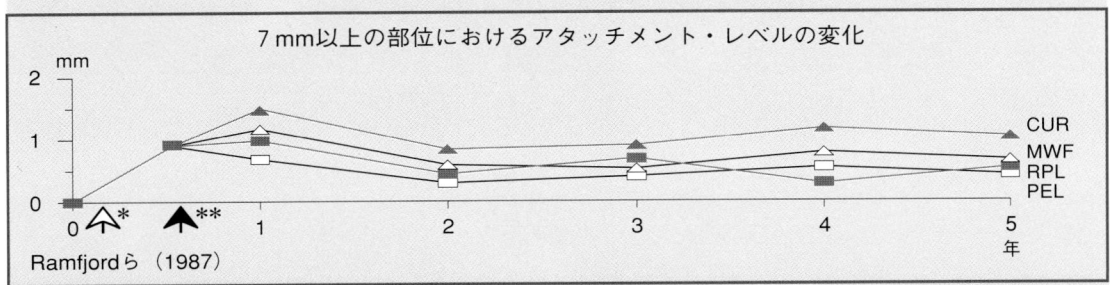

　4種類の処置後すべてにおいて似たような結果が得られた．治療前に7mm以上の部位では，ルート・プレーニング後よりポケット除去術後の方でややプロービング・デプスの減少が大きかった．明らかなプロービング・デプスとアタッチメント・レベルの改善が，すべてのケースで得られた．著しい改善は初期治療後にすでに観察された．その後の最終的な治療では軽度のプロービング・デプスの減少はあったものの，アタッチメント・レベルの変化はなかった．

い．到達/切除歯周外科の必要性は従来考えられていたよりも限られている．最高の，そして明らかな適応症とは，歯肉縁下のデブライドメントによって歯肉縁下の病変が期待したほどの変化をみせなかった場合である．研究に基づく明確なガイドラインが欠如しているため，いかなる性状の病変が残存しているか，かつ，またどの時期に外科処置を行うことが個々の患者の利益になるかを決めるのは，個々の臨床家の判断に委ねられている．

アタッチメント・ロス3mm以上の部位の割合（5年後の比較．Ramfjordら, 1987）

治療法	初期のプロービング・デプス		
	1〜3mm	4〜6mm	7mm以上
ルート・プレーニング	9	8	5
歯肉縁下の歯周ポケット掻爬	10	8	7
Widman改良法	12	11	5
歯周ポケット切除	14	10	2

アタッチメント・ロス3mm以上を示した部位の割合に関して，処置の種類による差は生じなかった．典型的な歯周治療後の長期観察例と同じく，アタッチメント・ロスは最初にポケットの深かった部位より浅かった部位において観察された．

アタッチメント・ロスの割合を臼歯とそれ以外の歯で分けて分析できていたとしたら，根分岐部の部位の場合と同様に興味深い結果となったであろう．

5年以降の喪失歯（Ramfjordら, 1987）

喪失歯数と時期 （患者72名, 1881歯）	喪失原因 （22歯＝1.2％）
3歯 ： 手術中 1歯 ： 1年 10歯 ： 3年 3歯 ： 4年 5歯 ： 5年 （合計　22歯）	5歯 ： 非歯周病 17歯 ： 歯周病 （16歯：観察開始時に根分岐部病変あり） ルート・プレーニング：2歯 歯肉縁下の歯周ポケット掻爬：4歯 Widman改良法：6歯 歯周ポケット切除：5歯

全部で22本の歯（1.2％）が5年間のうちに喪失している．そのうち17本は歯周病によって，うち16本は処置前に根分岐部病変があった．これらの限られた数の歯の喪失からは，処置による違いは明らかにされなかった．

三つの異なる最終的な処置を行った82人の患者のその後7年間が比較された．研究の概要，初期治療，メインテナンスはRamfjordら（1987）に準ずる（p.57参照）．
- ルート・プレーニング（RPL）：必要に応じて追加のルート・プレーニング．
- widman改良法（MWF）．
- 歯槽骨外科手術（OS）を伴う歯肉弁根尖側移動術：良好な骨形態を得るために，骨欠損すべてを除くために．
　OSの部位で良好な骨形態を得るために不可欠であれば，抜歯や歯根切除を行った．

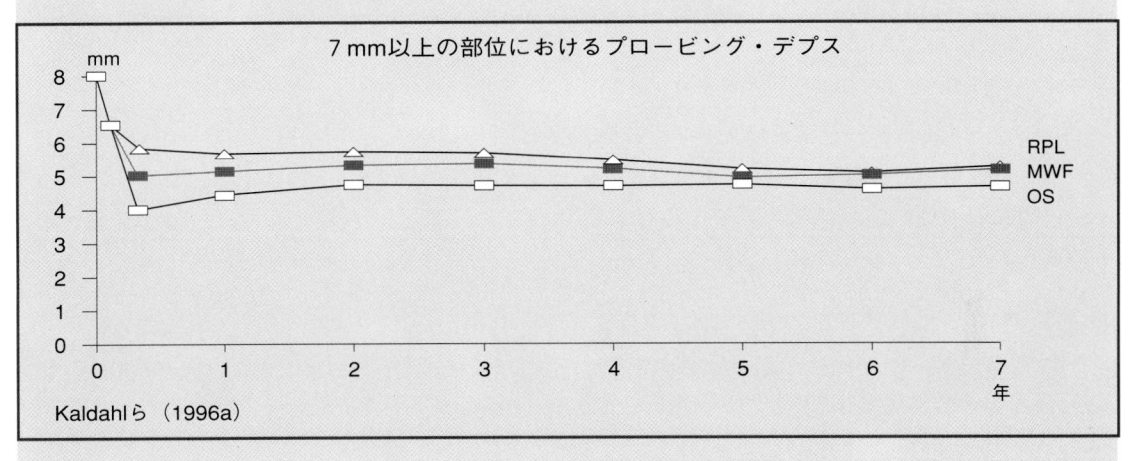

7 mm以上の部位におけるプロービング・デプス

Kaldahlら（1996a）

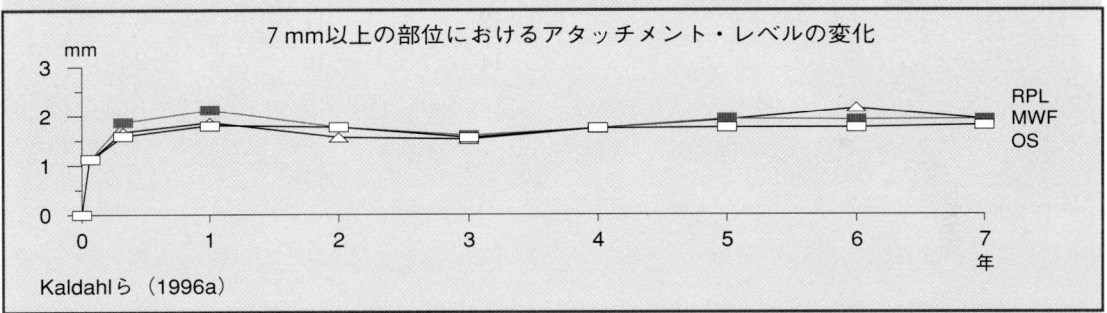

7 mm以上の部位におけるアタッチメント・レベルの変化

Kaldahlら（1996a）

　三つの処置すべてで似たような結果を得た．7mm以上の部位では，初めのうちは歯槽骨外科手術でもっともプロービング・デプスの減少がみられた．しかしながら，処置による相違は後期の観察期間では少なくなっている．
　この研究には，もともと4番目の処置グループ（クオドラント）が含まれていた．歯冠部スケーリングのみのグループである．このグループで，3mm以上のアタッチメント・ロスのある部位では，ルート・プレーニングを行い研究の計測部位から外された．治療前に7mm以上で3mm以上のアタッチメント・ロスを起こし，研究から除外された部位の比率がこのグループで高かった（2年目で37%，3年目で50%）ことから，このグループの分析は中断された．

アタッチメント・ロス3mm以上の部位の割合（7年後．Kaldahlら，1996b）

治 療 法	初期のプロービング・デプス		
	1〜3mm	4〜6mm	7mm以上
ルート・プレーニング	—*	6％	8％
Widman改良法	—	6	9
歯槽骨外科	—	4	4

＊記載なし

歯周病観察期中における抜歯数（Kaldahlら，1996a）

抜 歯 原 因	RPL	MWF	OS
骨整形術のため抜歯	—	—	24＋8＊
病変の進行が根尖に及んでいたため抜歯	21	20＋1	5

＊抜歯24＋根幹切除8

　ルート・プレーニングとWidman改良法手術後，歯周病の進行のために同数程度の歯が喪失している．これらの処置後と歯槽骨外科手術後の喪失歯の比較には，歯槽骨外科手術時の抜歯も考慮されなければならない．もしこれら手術時の抜歯が喪失歯数の中に含まれたなら，喪失歯の数は三つの処置グループ間でどれも大きな差はないことになる．

　この研究において，ルート・プレーニング→Widman改良法手術後7年間に，初期7mm以上の部位に，3mm以上のアタッチメント・ロスが発生した割合は8〜9％で，Ramfjordら（1987年）の5年間の観察期間で5％という発生率と一致する．歯槽骨外科手術グループにおける初期の抜歯は，他の二つのグループと比べて3mm以上のアタッチメント・ロスの部位の発生率が低いことの説明になるかもしれない（歯槽骨外科手術グループでは多くの予後不良と予測される歯がはじめに抜歯されている）．

　このことから，この研究のデータにより歯槽骨外科手術がルート・プレーニングやWidman改良法手術に比べてわずかでも有利とは断定できない．

7 　全身的抗生物質療法
Systemic Antibiotic Therapy

■抗生物質を投与する根拠
Rationale?

Q：慢性成人性歯周炎に，全身的な抗生物質の投与を行う生物学的根拠は何か？

A：全身的な抗生物質の投与は短期間の投与であれば，単独でも慢性歯周炎の部位の改善に有効であることがわかってきた．これは，全身的な薬剤投与は歯肉縁下において集中的な抗菌作用を示し，歯周炎を起こす細菌に影響を与えることを意味している．

これらの研究に使用されたテトラサイクリンやメトロニダゾールなどは，歯周病原細菌と推定されている細菌（一般的に歯周病に関連し，歯周病を引き起こしていると疑われているグラム陰性の嫌気性菌）に対して抗菌性を有することで選択された．

事実，抗生物質による治療は有効であるが，それらの疑わしい細菌が真の病原菌であるとはいえない．なぜなら，歯肉縁下微生物叢の中のその他の構成要素も同じように影響を受けるからである．

■抗生物質投与の効果
Adjunctive effects?

Q：進行した慢性成人性歯周炎において，非外科的あるいは外科的デブライドメントを行うとき，全身的抗生物質投与は付加的治療効果を現わすか？

A：十分な口腔清掃とルート・プレーニングの後で，それを補うための全身的抗生物質の使用の付加的治療効果は，ほとんどみられない．したがって，有害な副作用の可能性の点から考えると，抗生物質を治療の根本としてはならない．これは重篤な慢性歯周炎の患者についてもいえることである．

■歯周炎への投与の効果
Refractory periodontitis?

Q：歯周炎の治療効果の現われにくい患者に対しても全身的抗生物質投与は有効か？

A：患者個人のプラーク・コントロールもよく，経験豊富な臨床家によって非外科的・外科的処置を繰り返し受けたにもかかわ

らず，歯列中のいくつかの部位に歯周炎の継続的な進行がみられるならば，その患者は難治性の歯周炎であると思われる．

　ここ数年，従来の歯周治療では効果がない患者に対しての，機械的処置を補うために幾種類もの抗生物質を使用した症例が多数発表されている．多くのケースでは成功をおさめているが，これらは対照実験を欠いているため科学的な有効性に限界がある．難治性の歯周炎に抗生物質を使用した症例の中で，コントロールされた研究はわずかしかない．これらの研究結果は，どれも抗生物質にいくらかの効果があることを示している．しかし，それらの研究の継続期間は12〜24か月に限られている．初期の改善ののちに，再発がみられた症例もこの中に含まれる．このことから，抗生物質療法の長期にわたる効果に疑問が生じている．

■微生物サンプル
Microbial samples?

Q：もっとも効果的な抗生物質を選択するには，歯肉縁下微生物叢からサンプルを採取し，種々の抗生物質に対しての感受性を調べなければならないのか？

A：処置前に，種々の抗生物質に対して各個人の歯肉縁下細菌叢の感受性を調べることが奨められている．しかし，そのようなテストが果たして有用かどうかは疑問視されている．なぜなら，われわれはどの細菌が各患者の歯周炎の原因かを知らないからである．つまり，われわれは感受性試験にどのバクテリアを使用すればいいかを知らないのである．

　以上により，抗生物質の選択と使用は，通常，歯周病と関連づけられているグラム陰性嫌気性菌が主な病原菌であろうという推定のもとに行われているのである．患者各個人から採取した細菌の感受性試験は絶対的ではないといえよう．

■難治性歯周炎への選択
Choice of antibiotics?

Q：難治性の歯周炎において，一般にどの抗生物質が使用されるか？

A：難治性の歯周炎治療における，種々の抗生物質のそれぞれの相対的効果についての研究は行われていない．上で指摘されていたように，抗生物質の選択は*in vitro*における抗菌性を試験管内

で実験した結果をもとになされたにすぎない．一般には，以下の薬剤が使用されているようである（推奨されている投薬量にいくぶんかの多少はある）．

- テトラサイクリン：4×250mg，3週（*Actinobacillus actinomycetemcomitans*に確実に3週間効果を及ぼすため）
- ドキシサイクリン：2×100mg，1日＋1×100mg，20日（上記と同様の理由で3週間）
- アモキシリン：3×500mg，1週
- メトロニダゾール：3×500mg，1週
- アモキシリン：3×375mg，1週＋メトロニダゾール：3×250mg，1週

■薬剤抵抗性
Bacterial resistance?

Q：薬剤抵抗性の細菌が増殖する可能性が，慢性歯周炎における全身的抗生物質投与に影響を及ぼすか？

A：数年前から薬剤耐性菌に関する問題が増加していることで，抗生物質の有害な作用がますます認識されている．それゆえ，抗生物質の使用は厳しく制限されるべきであり，真の難治性の疾患の場合の使用に限定されるべきである．

8 歯肉縁下抗生物質療法
Subgingival Antimicrobial Therapy

■ 臨床的に検討された薬剤
Tested sustained-release agents?

Q: 市場で販売されていて，かつ臨床的に検討された徐放性の薬剤はどのようなものがあるか？

A: つぎにあげる薬品ならびに投与方法が，慢性歯周炎において評価されている．

- 25％テトラサイクリン含有，エチレンビニルアセテートのファイバーを10日間歯肉縁下に適用（Actisite）．
- 2％ミノサイクリンゲル，生体内吸収性，3回それぞれ2か月の間隔で適用（Dentomycin）．
- ミノサイクリン（25％）を含む生体内吸収性のグルコン酸DL乳酸共重合体の球体，1回のみ投与（Arestin）．
- 8.5％ドキシサイクリンをポリ（DL-lactide）Nメチル2ピロリドンで作られた生体内吸収性の担体に含有させ，4か月間隔で2回塗布したもの（Atridox）．
- 25％メトロニダゾールゲルを，7日間隔で2回適用（Elyzol）．
- クロルヘキシジンチップ（2.5mg）を3か月の間隔で3回適用（Perio Chip）．

　Actisiteファイバーでは，歯肉縁下におけるテトラサイクリンの抗菌性が10日間維持されていた．

　AtridoxとPerio Chipは，適用後7日間ドキシサイクリン／クロルヘキシジンの抗菌的濃度が維持されていた．

　Elyzolゲルの歯肉縁下での保留と，メトロニダゾールの歯肉縁下における抗菌濃度の維持は12〜24時間にとどまっていた．

■ 抗菌薬の有効性
Relative effectiveness?

Q: 局所的な抗菌薬を用いた場合，機械的な治療と比べ治癒反応にはどのような違いがみられるのか？

A: 3種類の薬品（Actisite, Atridox, Elyzol）それぞれは，慢性辺縁性歯周炎に対して短期間では機械的デブライドメントと同様な結果をもたらす．観察期間の間隔はだいたい6〜12か月に限られている．それゆえ，その効果の持続については確かではなく，機械

的デブライドメントに比べてリバウンドが早いと予測されることについても確証はない．

■ 付加的効果
Adjunctive effects?

Q：機械的デブライドメントに加えて，抗菌剤の局所応用を併用することに付加的効果はあるか？

A： 機械的デブライドメントと徐放性の薬剤を併用した研究では，ほとんど付加的効果はみられなかった．このことは，Ⅱ度の根分岐部ポケットを有する治療にElyzolを用いた6か月間の研究において述べられている（根分岐部病変の調査は3～5年の間隔をおいた長い観察期間が必要とされ，この部位の病変の進行について注意深く観察されなければならない．歯肉縁下における薬剤の適用は，根分岐部病変を伴った疾病に対して悪化の頻発を減少させることができるのだろうか？）．

■ 残存病変
Residual lesions?

Q：機械的デブライドメント後，反応に乏しい部位に対して抗菌剤の局所投与を補足して行うことは有効か？

A： これまで徐放性の薬剤に関して，疾患の残存した部位，あるいは再発した部位に対する機械的デブライドメントの繰り返し以上の効果を述べた納得のいくデータはない．そもそも真の無反応な病変が選択されているとはいえない．

■ 薬剤耐性菌
Bacterial resistance?

Q：歯肉縁下における抗菌剤の投与は，薬剤耐性菌の発育を助長するか？

A： ミノサイクリン，テトラサイクリン，ドキシサイクリンにおいて歯周病原性細菌の薬剤耐性の一過性の上昇が2，3週間から2，3か月の間で観察される．メトロニダゾールに対する調査はみられない．反復の使用による薬剤耐性についてはどの薬剤についてもみられない．腸内細菌叢における影響についても研究されていない．

　耐性菌の発育によるリスクを考えると，抗菌剤はすべてに使用

するべきではない．類似した結果は機械的な治療においてでも得ることができる．このことを考慮すると，慢性歯周炎の歯肉縁下への抗菌薬の投与の適応は制限される．薬品はあくまで実験をベースとしたうえで，機械的な治療後に反応が乏しい部位に対して，あくまでも補助的に使用されるべきであろう．

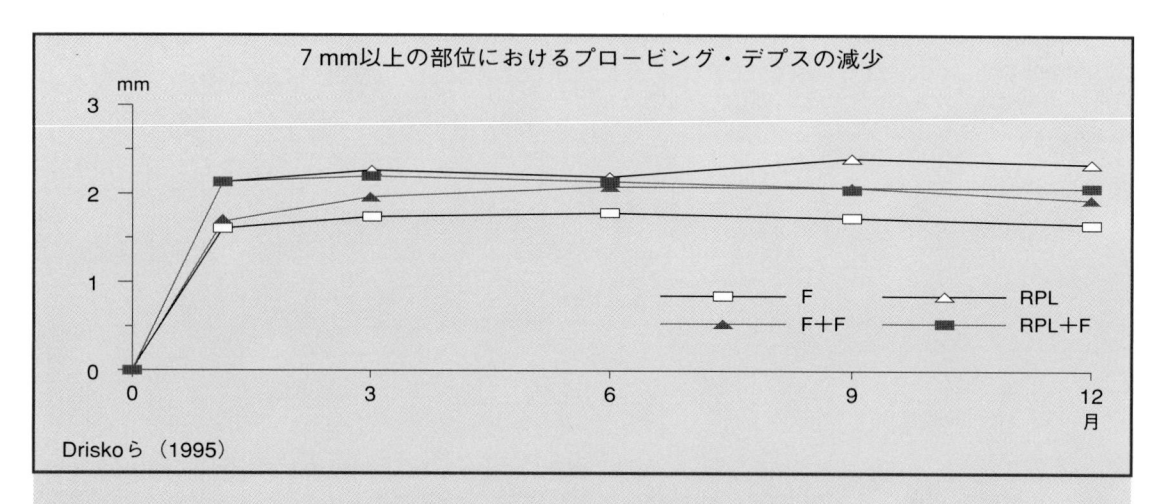

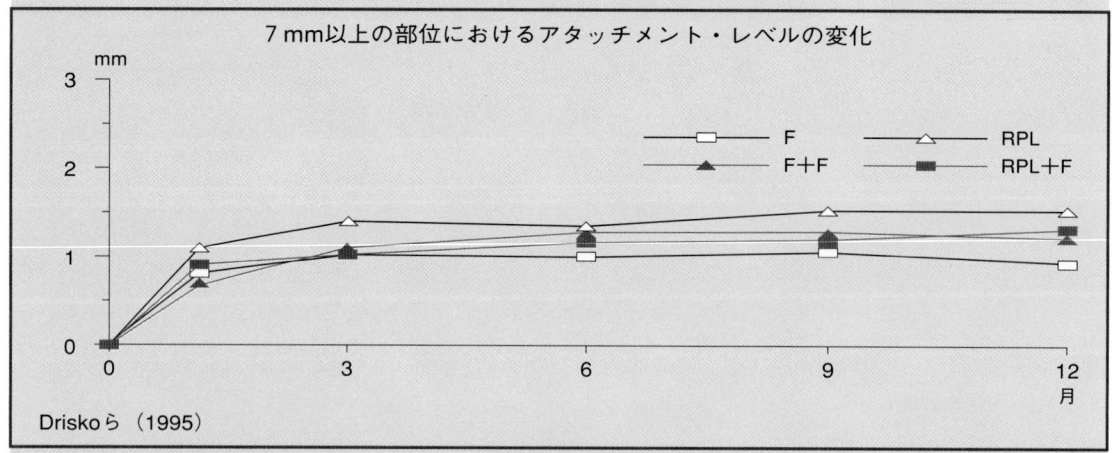

7mm以上の部位におけるプロービング・デプスの減少

Driskoら（1995）

7mm以上の部位におけるアタッチメント・レベルの変化

Driskoら（1995）

グラフは患者グループを対象に行った，深い歯周ポケットへの4種類の治療法を示している．患者グループには，前もって治療していない者はもちろんのことだが，除去困難な，もしくは再発した部位をもつリコール患者も含まれる．それぞれの患者が4種類すべての治療を受けた．

F：Actisiteファイバーを10日間使用したもの，F＋F：10日間のファイバーの使用を繰り返したもの，RPL：ルート・プレーニング，RPL＋F：ルート・プレーニング後，10日間ファイバーを使用したもの．

12か月間の観察で，ルート・プレーニングとファイバーを用いた方法では平均的に同様の結果が観察された．何度もファイバーを用いることの付加的効果はみられなかった．

8 歯肉縁下抗生物質療法

出血指数

凡例：メトロニダゾール・ゲル／歯肉縁下スケーリング

StelzelとFlores-de-Jacoby（1997）

プロービング・デプス

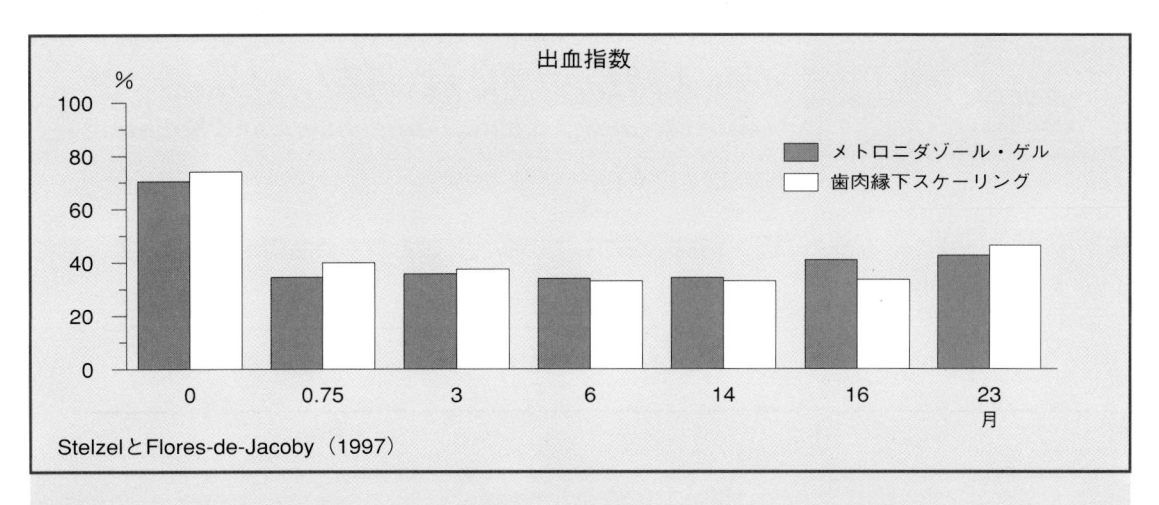

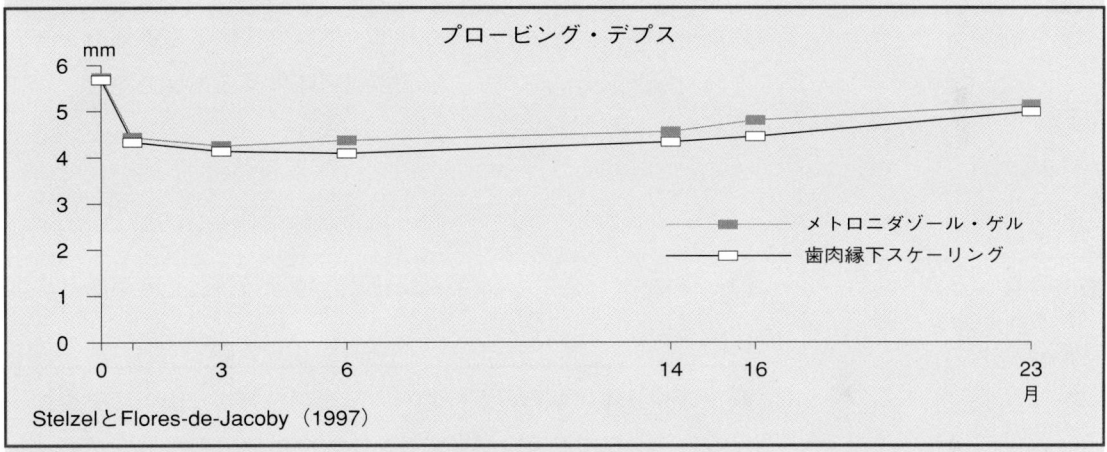

凡例：メトロニダゾール・ゲル／歯肉縁下スケーリング

StelzelとFlores-de-Jacoby（1997）

　ここではリコール患者のうち，除去困難であったり再発した5mm以上の歯周ポケットに対して1回だけスケーリングしたものと，Elyzolを初日と7日目で用いて繰り返し行われた治療とを比較している．それぞれの患者に両方の治療を行った（split mouth design）．Elyzolの使用では，出血指数とプロービング・デプスにおいて23か月の観察間隔のうち，はじめの14か月の間にスケーリングと同様の平均的な改善がみられた．

　出血指数とプロービング・デプスのリバウンドが16〜23か月後，両方の治療法でみられた（これは処置後12か月以上の観察期間を過ぎて歯肉縁下に耐性菌が出現したことと，リバウンドの傾向を示す時期を観察した唯一の報告である）．

9 歯の動揺，咬合調整，固定
Tooth Mobility, Occlusal Adjustment and Splinting

■術後，動揺は減少するか？
Reduced mobility after treatment?

Q：動揺が増加している歯に咬合調整や歯周治療を行うと，動揺は減少するのか？

A：一般に動揺が増加している外傷歯の動揺は，咬合調整により減少する．また，歯周炎で骨支持が低下している歯は，根面郭清を行うと歯肉の状態が改善され，しばしば動揺がいくらか減少する．しかし，歯周外科処置を行うと，術後数週間から数か月間は動揺が一時的に増加する．これは，外科処置による外傷およびその後の創傷治癒によって，辺縁歯周組織に炎症性反応が起こっているためと考えられる．

■動揺歯の予後
Prognosis for mobile teeth?

Q：最初の動揺度が異なる歯に歯周治療を行うと，結果はどうなるのか？

A：歯列全体にわたる系統だった咬合調整を含む歯周治療を行ったのちに，8年間追跡調査したある研究で最初の動揺度が異なる歯のプロービング・ポケット・デプス(PPD)，およびプロービング・アタッチメント・レベル(PAL)を評価している．この研究は「機能障害や機能時不快感のない」歯(動揺が軽度または中等度の歯)に関する結論しか導いていないかもしれないが，動揺が軽度または中等度の歯の予後は不良ではないことを示唆している．

■咬合調整
Occlusal adjustment?

Q：咬合調整を行うことにより，歯周治療の結果を改善させることはできるのか？

A：歯列全体にわたる咬合調整を行った場合と，行わなかった場合の歯周治療の効果を比較した研究は一つしかない．これによると，歯の動揺，PPD，PALの2年間にわたる変化に決定的な差異はなく，歯周治療の一部として歯列の咬合調整を一般的に用いることを十分正当化しているとはいえない．残念ながら，

個別の外傷歯の補助的咬合調整の効果については，この研究では取り上げていない．それでも，生物学的にマイナス作用をもつ可能性のある著しい動揺歯に対処する意味合いに加え，患者にとっての快適という点からも個別の外傷歯の咬合調整は正当化されてもよいかもしれない．

■固定
Splinting?

Q：暫間固定または永久固定を行うことにより，歯周治療の結果を改善させることはできるのか？

A：軽度動揺歯に非外科的または外科的歯周治療とともに暫間固定を行ったことによって，動揺が減少したり歯肉治癒が促進されたりする効果は示されていない．重度動揺歯の暫間固定については研究されていない．治療(とくに外科処置)に伴い，個別の歯の脱落のリスクを減らす理由で行う場合に限って，重度動揺歯の暫間固定は正当化されてもよいかもしれない．

　仮説として，創の順調な治癒を促進する意味で，再生外科処置後の暫間固定も有用かもしれない(ただし，このことは臨床研究では確認されていない)．

　永久固定の長期的効果を検討した比較試験はない．

10 歯根分割
Root Resection

■ 適応症
Indications?

Q：歯根分割が適応となるのはどのような場合か？

A：根分岐部病変が進行した多根歯に対し，分岐部をなくすことによって歯の予後を改善しようと試みる場合，歯根分割を考慮してもよいだろう．また，多根歯の各根が重度の歯周病または根尖病巣（またはその両方）に冒されている場合に，歯根切除を行うこともある．

■ 予後の改善
Improved prognosis?

Q：治療した歯の寿命は，歯根切除によってどの程度まで延ばせるのか？

A：根分岐部病変のあるままメインテナンスを施した歯牙と比較して，歯根分割術の長期的結果を評価した前向き研究（prospective study）はなく，歯根分割症例の後ろ向き追跡研究（retrospective follow-up）があるだけである．最近の二つの研究は約10年の追跡で7％，8％の歯の喪失を報告している．

これとは対照的に，最近の別の研究では7年で22％の歯の喪失を報告している．しかし，症例選択の詳細は論文に記述されておらず，研究によって異なる可能性があるため，これらの数字はほとんどガイドラインとはなり得ない．すなわち，この質問への回答の助けとなる有用な研究データはない．

■ 一般的な失敗の原因
Common failures?

Q：歯根分割後の失敗の理由は何か？

A：発表されている一連の後ろ向き研究症例の集合的評価から，歯根分割した歯の失敗・喪失の原因でもっとも多いのは歯根破折であり，つぎに多いのが歯内療法的合併症であることが示唆される．歯周病の進行や齲蝕が歯の喪失の原因となる頻度はこれよりも少ない．

■歯根分割術は有効な療法か
Valid therapy?

Q：歯根分割が有効な療法であると考えられる根拠はあるのか？

A： 一般に，根分岐部病変の存在により多根歯の予後は悪くなる（p.35〜38, 88, 89参照）．適切な歯根分割を行って根分岐部病変をなくすことにより，残った歯根の歯周組織の状態は改善すると思われる．したがって，歯内療法学的な失敗や歯根破折のリスクを最小限に抑えるために，歯内治療および修復治療を行うことができるとすれば，歯根分割は有効な療法であろうと考える根拠はある．

11 トンネル形成
Tunnel Preparation

■適応症
Indications?

Q: トンネル形成を考慮してもよいのはどのような場合か？

A: トンネル形成は，根分岐部病変が進行した多根歯に対し，患者自身による根間部プラーク・コントロールのための器具到達を改善する目的で提唱されている．

■予後の改善
Improved prognosis?

Q: 治療した歯の寿命は，トンネル形成によってどの程度まで延ばせるのか？

A: 歯根分割の場合と同様に，根分岐部病変のあるままメインテナンスを施した歯牙と比較して，トンネル形成の長期的結果を評価した前向き研究(prospective study)はない．十分な数の症例を含む後ろ向き研究の報告は一つしかなく，この研究の追跡期間も平均3年と短いことから，トンネル形成に関する情報はさらに限られる．

　この研究によると，トンネル形成歯の11%が抜歯または歯根切除された(主に齲蝕による)．残りの歯のうち，15%にも齲蝕があった．これらの数字から，齲蝕リスクを考えると，トンネル形成は長期的に疑問の残る術式である可能性が示唆される．

12 再生治療
Regenerative Treatment

■ 目的と適応症
Aim and indications?

Q: 再生治療の目的は何か？ 再生治療を考慮してよいのはどのようなタイプの歯周病変か？

A: 再生歯周外科処置は，新生結合組織線維および新生セメント質層（新付着）を介して歯にしっかりと結合した新生支持骨の形成によって，喪失歯周組織を再建しようとするものである．現時点では，再生治療による改善は，主に局所的歯周組織欠損（骨内欠損や根分岐部病変Ⅱ度）に限定される予備的なものである．

■ 術式
Procedures?

Q: これまでに開発され評価されている再生治療の術式はどのようなものか？

A: 何年も前から，予知性の高い有意な改善をもたらす方法をみつけようとして，さまざまな術式が試みられてきた．これらはいずれも外科的に術野を露出させて欠損部の掻爬と根面郭清を行ったのち，創を閉鎖して縫合するというものである．以下の術式・要素がこれまでに応用されている．

- 外科的郭清のみ
- 根面脱灰
- 骨の移植
- セラミックス材の移植
- 遮蔽膜の使用
- 成長因子の応用

■ 術式の理論的根拠
Rationales of procedures?

Q: さまざまな術式の理論的根拠は何か？

A: 各種の術式は，異なる生物学的根拠に基づいている．
［外科的郭清のみ］
　他の要素をまったく「付加」しない治療である．概念としては，術後に欠損部で形成される血餅が成熟し，欠損の骨壁から徐々に

12 Regenerative Treatment

新生骨が内へと成長するというものである．この新生骨は新付着を形成して根面に付着する可能性がある．

[根面脱灰]

郭清後，根面表層を脱灰して象牙質基質のコラーゲン線維を露出させるため，病変部の根面を脱灰剤（クエン酸，EDTAなど）で処理する．仮説としては，露出されたコラーゲンが治癒・成熟期間中に血餅が根面に付着するのを助け，血餅の剥離とそれに続く根面の上皮化を防ぐと考えられる．このように，根面脱灰は，新生骨が新付着を形成して歯にしっかりと付着するのを促す可能性がある．

[骨の移植]

掻爬・郭清ののち，欠損部に小骨片を充填する．概念としては，移植骨が新生骨形成を刺激するというものであるが，このような骨刺激作用を支持するエビデンスはほとんどない．骨移植は他の理由で有用であるかもしれない．骨片により血餅の体積は減少するので，創の収縮が少なくなる可能性がある．これによって，血餅が根面から剥離して根面の上皮化が起こるリスクが減少するかもしれない．また，骨移植によって創の安定(閉鎖・縫合後の弁の安定)が増すことも考えられる．骨移植の材料としてはいろいろな種類が使用されている．

- 自家骨移植：患者本人の口腔内(上顎結節部など)から骨を採取する．
- 乾燥凍結同種骨：ヒト骨バンクから入手する．生理食塩水などを加えて，もどしてから使用する．
- 脱灰乾燥凍結同種骨：概念としては，脱灰された骨基質は骨刺激作用の点で有利である．
- ウシ由来無機異種骨：ウシ骨のすべての有機成分を低熱(300℃)化学抽出過程で取り除いたもの．

[セラミックス材の移植]

欠損部にハイドロキシアパタイト，リン酸カルシウム，炭酸カルシウムなどの粒子を充填する．これらの材料は不活性で，順調な治癒を促す可能性がある．ハイドロキシアパタイトは通常吸収されず，欠損内に残る．新生骨の形成は，ハイドロキシアパタイト粒子の表面を覆う形で起こると考えられる．リン酸カルシウムや炭酸カルシウムの移植材は吸収され，徐々に新生骨に置き換わると考えられる．合成材料だけでなく天然材料も利用できる．天

然材料は多孔性サンゴ由来である．

　また，歯周病変にはいわゆる生理活性グラス(二酸化ケイ素＋酸化ナトリウム＋酸化カルシウム＋五酸化リン)も利用できる．

　この材料は既存の骨に結合し，結合部で骨形成を開始させ，最終的には新生骨によって置き換わるとされている．

［遮蔽膜の使用］

　弁をもどす前に，欠損部および周囲の骨縁を覆うように，適切な大きさに整えた薄い膜を置き，歯にしっかりと適合させる．概念としては，膜によって，歯根膜および骨が上皮に妨げられることなく歯冠側方向に成長できるように，治癒過程を誘導するとされる．最初に登場したのは非吸収性膜(ポリテトラフルオロエチレン)だった．非吸収性膜は4〜6週後に外科的に除去する必要がある．ほかに吸収性膜も登場している(ポリ乳酸，ポリグラクチン，コラーゲン)．

［成長因子の応用］

　賦形剤としてジェルを用いるなどして，特定の成長因子を欠損内に応用する．現在，市場に出ている「成長因子」は，新生セメント質の形成を刺激するとされるエナメル蛋白(エムドゲイン®)のみである．

■ 新付着
New attachment?

Q： 再生治療後，結合組織新付着はどの程度起こるのか？

A： 術後に新付着が得られたかどうかを決定するためには，周囲組織を含めて当該歯を抜去して組織学的に観察しなければならない．このため，この質問に対する系統的研究は不可能である．とはいえ，生検を観察した一連の症例から，治療術式のいくつかにおいて術後に（少なくとも治療部位の最深部において）新付着が起こり得ることが示されている．しかし，臨床的評価に対して実際に結合組織新付着がどれくらいの頻度で，また，どの程度起こっているのかはわからない．

■ 臨床的評価
Clinical evaluation?

Q： 再生治療の結果は臨床的にどのように評価するのか？

A： 臨床研究では，治療結果のうち骨の添加については，通常，術中およびリエントリー時(6〜12か月後)に測定した欠損底部の

12 Regenerative Treatment

骨レベルを比較することにより評価されている（「リエントリー測定」；都合の良い評価結果になるが，骨の添加は骨のプロービングからも評価できる：「骨サウンディング」）．局所麻酔下で，はっきりした抵抗が感じられるところまでペリオプローブを軟組織に刺入する．固定基準点(セメント-エナメル境など)からの距離を術前・術後で比較する．

　実際の臨床では，評価は通常，X線診査に限られる．残念ながら，X線写真にはいくつかの限界がある．X線写真上では欠損底部の位置を確認するのは往々にして難しい．術後のX線不透過性の増加は，新生骨の添加ではなく既存の骨の密度増加を示すものかもしれない．頬舌方向のX線不透過性増加もX線写真からはわからない．

　これらの問題点が，X線の方向・照射線量・現像の違いによってさらに拡大される可能性もある．とはいえ，術前にもっとも深かった位置でプロービング・デプスが浅くなり，術後にX線的改善のエビデンスがあれば，臨床での現実的な必要性を満たしていると考えてよいだろう．治療結果として有意な骨の添加があったからといって，必ずしもこの骨が新付着を介して歯に付着しているとはかぎらないことを理解すべきである．新生骨のあるところで歯根に沿った長い上皮付着が存在する可能性もある．

■臨床結果
Clincal results?

Q： さまざまな再生治療後の臨床結果はどうか？　成功の予知性は高いといえるのか？　また欠損の種類によって治療への反応は異なるのか？

A： ［骨内欠損］
　何年にもわたって，さまざまな方法を比較する多くの臨床研究が行われてきた．これらの研究結果にはいくらかばらつきがあるが，集合的にみると，結果から以下のことが示唆される．
- 外科的郭清単独では，しばしば結果として，平均で術前の欠損の深さの20～30%の骨充填となる．
- クエン酸またはEDTAによる根面処理に，臨床的に観察できる付加的作用はない．
- 骨移植・セラミックス材移植の使用では，しばしば結果として，平均で術前の欠損の深さの約50%の骨充填となる．

- 遮蔽膜による骨再生量の平均は，もとの骨欠損の深さの約半分．
- 遮蔽膜と骨，またはセラミックス材の移植との組み合わせには，平均で各単独治療を上回る改善はないようである．
- エムドゲイン®の応用では，平均で術前の欠損の深さの約50%にまで骨充填が得られるであろう．

　個々の欠損の治療結果は，わずかな改善から完全な欠損の消失までばらつきがある．残念ながら，これらの術式の予知性は低い．すなわち，われわれにはどの欠損で有意な改善がみられるかを予測することはできないのである．可能性としては，周囲1〜2根面に囲まれた狭い3壁性欠損の方が周囲が大きく，骨の高さにもばらつきのある広い欠損よりも改善の可能性が高いだろう．

　骨内欠損治療後3〜5年の追跡調査から初期の治療結果は安定していることが示唆されている．しかし，どれくらいの頻度で再生治療が治療歯の寿命の延長に結びついているのかは疑問である．

A：[根分岐部病変Ⅱ度]

　研究の対象となったのは，下顎の頬舌的根分岐部病変Ⅱ度および上顎頬側の根分岐部病変Ⅱ度である．治療歯は概して十分な近遠心的骨支持を有し，欠損は小さかった．したがって，これらの治療結果は，もっとも治療に反応しやすいと考えられる根分岐部病変Ⅱ度のものである．多くの研究結果の集積から以下のことが示唆される．

- 外科的郭清単独で弁を元の位置に戻す術式では，改善はほとんどない．しかし，外科的延長および弁の歯冠側移動・歯冠付着縫合を行うと，平均でいくらか欠損部が骨充填され，ときには分岐部病変の消失に至ることもあり得る．
- クエン酸による根面処理に，付加的作用はない．
- 骨移植，セラミックス材移植，遮蔽膜の使用はいずれもいくらか平均的骨充填をもたらす．
- 治療の組み合わせには，各単独治療を上回る利点はない．
- 現時点では，成長因子の使用について結論を導くだけの十分な結果は得られていない．

　観察の間隔は12か月に限定されている．対照群と比較した長期の追跡調査は示されていない．骨欠損が完全に充填されて根分岐部病変が消失しなければ，臨床的成功と長期的改善が達成されたとはいえないという考え方もできる．残念ながら，治療した欠損部が完全に充填される頻度を結果で示しているのは一部の研究の

みである.

上顎近心部の根分岐部病変Ⅱ度や下顎の根分岐部病変Ⅲ度の治療も試みられているが,おおむね失敗している.骨内欠損および下顎の根分岐部病変Ⅱ度に関する研究結果の例を表に示す.

骨内欠損研究の治療結果例

報告者	治療	治療した欠損数	術前の欠損の深さ*(mm)	欠損充填率**(%)
Renvert, Egelberg(1981)	クエン酸処理 歯肉剥離搔爬手術(対照)	13 13	4.9 4.2	24 21
Mora, Ouhayoun (1995)	多孔性炭酸カルシウム 多孔性ハイドロキシアパタイト 歯肉剥離搔爬手術(対照)	10 10 10	3.9 4.1 3.8	57 58 22
Yukna (1994)	多孔性炭酸カルシウム 歯肉剥離搔爬手術(対照)	20 20	3.4 3.4	68 25
Mastersら (1996)	脱灰凍結乾燥骨(DFDBA) DFDBA+テトラサイクリン50mg/ml 歯肉剥離搔爬手術(対照)	15 15 15	4.2 4.4 3.9	52 52 33
Rummelhartら (1989)	凍結乾燥骨 脱灰凍結乾燥骨	11 11	3.7 3.3	65 52
Richardsonら (1999)	DFDBA ウシ「無機質」骨(バイオオス®)	14 16	5.2 5.1	47 56
Nygaard-Østbyら (1996)	PTFE†膜 歯肉剥離搔爬手術(対照)	15 13	6.6 7.1	30 34
Teparatら (1998)	PTFE膜 ポリ乳酸膜	10 10	4.2 4.3	48 37
Zybutzら (2000)	EDTA+PTFE膜 EDTA+ポリ乳酸膜	14 15	7.0 7.0	31 34
Kimら (1996)	多孔性炭酸カルシウム PTFE膜 炭酸カルシウム+PTFE膜 歯肉剥離搔爬手術(対照)	13 19 14 18	6.5 7.0 6.0 5.8	62 59 67 9
Gouldinら (1996)	DFDBA+PTFE膜 PTFE膜	26 26	4.5 3.9	56 56
Lekovicら (2000)	エムドゲイン® エムドゲイン®+バイオオス®	21 21	—° —°	30 70
Scheyerら (2002)	バイオオス® バイオオス®+エムドゲイン®	17 17	4.4 5.0	67 63

*欠損のもっとも歯冠側の辺縁から欠損底部までを測定した骨内欠損の深さの平均
**術前の欠損の深さに対し硬組織充填をリエントリーまたは骨プロービングにより線形の比率で表した平均結果
†ポリテトラフルオロエチレン
—°報告なし

結果の例は,外科的郭清単独(歯肉剥離搔爬手術)では通常,欠損充填は平均25~30%であることを示している.骨移植,セラミックス材移植,遮蔽膜,移植材と遮蔽膜の併用,そしてエムドゲイン®による平均欠損再生率は50%ほどである.

下顎根分岐部病変Ⅱ度の研究の治療結果例

報告者	治療	治療した欠損数	水平的な欠損の充填[*] (mm)	完全に閉鎖された 欠損の割合（％）
Kenneyら (1988)	多孔性ハイドロキシアパタイト 歯肉剥離掻爬手術(対照)	23 23	1.6 −0.3	—[**] —
Wangら (1994b)	コラーゲン膜 歯肉剥離掻爬手術(対照)	12 12	2.0 1.0	— —
Blumenthal (1993)	PTFE[***]膜 コラーゲン膜	12 12	1.7 2.5	33 8
Bouchardら (1993)	PTFE膜 結合組織移植「膜」	11 11	2.2 1.5	36 18
Leupkeら (1997)	PLA[†]膜＋DFDBA[††] PLA膜	15 15	2.1 1.8	— —
Houserら (2001)	バイオス®＋コラーゲン膜 歯肉剥離掻爬手術（対照）	18 13	3.0 0.9	— —
Gantesら (1988)	歯冠側弁移動 歯冠側弁移動＋DFDBA	14 16	2.6 3.0	43 44
Fuentesら (1993)	歯冠側弁移動 歯冠側弁移動＋クエン酸	13 14	1.6 1.8	0 0
Vestら (1999)	DFDBA+PLA膜(抗生剤経口投与) DFDBA+PLA膜(抗生剤経口投与なし)	12 12	2.9 2.5	— —

[*]リエントリー時の骨の測定から記録
[**]データなし
[***]ポリテトラフルオロエチレン
[†]ポリ乳酸
[††]脱灰凍結乾燥同種骨移植

　結果の例は，外科的郭清単独および歯肉剥離掻爬手術（対照）では水平的な欠損の充填はほとんどなく，他の治療では通常，いくらかの改善が得られていることを示している．水平的欠損充填の臨床的意義は，術前の水平的欠損の深さ（通常，研究の中では示されていない）に関連しているように思われる．治療した欠損の完全骨閉鎖（根分岐部病変の消失）の割合を報告している研究から，完全閉鎖は起こり得ることが示されているが，その頻度にはばらつきがある．

13 喫煙者・非喫煙者の治療
Treatment of Smokers versus Nonsmokers

■ プラーク形成の増加
Increased plaque formation?

Q： 喫煙者では歯肉縁上プラーク形成率が非喫煙者よりも高いのか？

A： 喫煙者・非喫煙者を問わず，同様のプラーク形成率が観察されている．

■ 出血傾向の減少
Reduced bleeding tendency?

Q： 喫煙者ではプロービング時の出血（BOP）が非喫煙者よりも少ないのか？

A： 喫煙者と非喫煙者を比較した研究で，喫煙者において歯肉の発赤やプロービング時の出血が少ないことが一般的に認められる．これは喫煙が末梢循環に影響を与えていることを示すものである．

■ 長期的な治療結果
Long-term treatment results?

Q： 喫煙者における歯周治療後の長期的予後は非喫煙者の場合よりも悪いのか？

A： 異なる母集団を対象にした横断的研究は，喫煙者では非喫煙者よりも歯周炎がいくらか多いことを示している．これは，喫煙が，歯周炎に対する抵抗性にマイナスの影響を与えていることを示す．しかし，この結果を，喫煙者の歯周治療の予後は必ず不良であると解釈すべきではない．なぜなら，これらの横断的研究の対象となった患者には治療を受けていない患者も含まれているためである．

治療後の予後に関する問いに答えるためには，長期の前向きな研究が必要である．残念ながら，現時点ではそのような研究は一つしかない．この研究の知見は，全体的な差異はあまり大きくはなさそうであるものの，非喫煙者に比べて喫煙者の歯周治療後の予後は不良であることを示唆している．このことは，一部の感受性の高い患者において喫煙が重要なリスク因子になりうる可能性を排除するものではない．

■再生治療
Regenerative treatment?

Q：喫煙者と非喫煙者では再生治療への反応は異なるのか？

A： 喫煙者における骨内欠損および根分岐部病変Ⅱ度の再生治療後の治癒反応は，非喫煙者に比べて劣る．現在までの研究の結果では，再生療法で治療した欠損部の骨充填は，喫煙者では平均で非喫煙者の場合の約1/2であるだろうと示唆される．一時的な禁煙，術前・術後の禁煙の価値については情報はない．

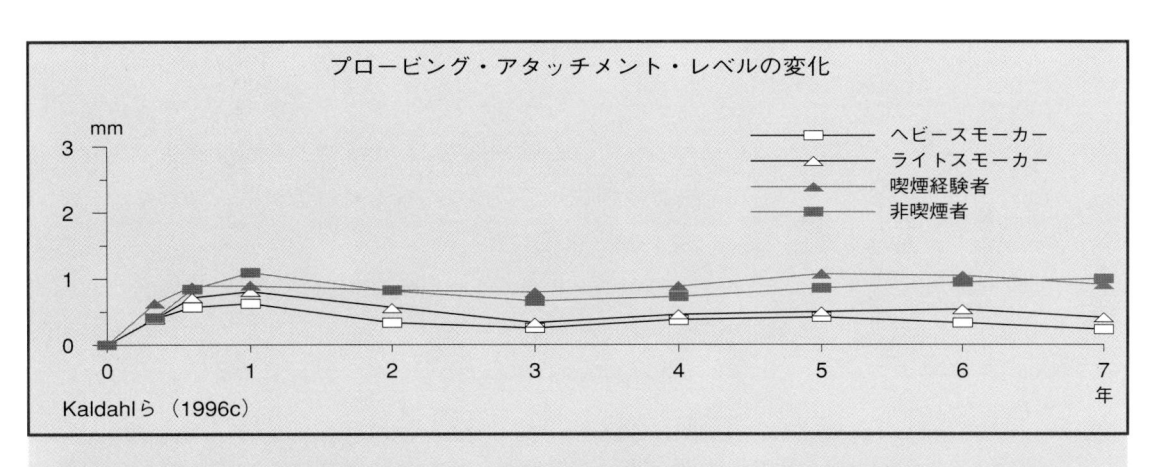

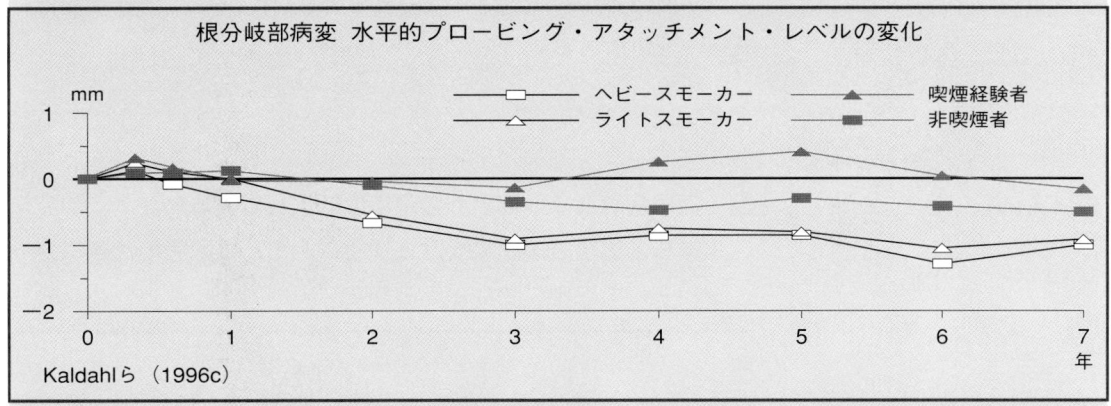

プロービング・アタッチメント・レベルの変化

凡例：ヘビースモーカー／ライトスモーカー／喫煙経験者／非喫煙者

Kaldahlら（1996c）

根分岐部病変　水平的プロービング・アタッチメント・レベルの変化

凡例：ヘビースモーカー／ライトスモーカー／喫煙経験者／非喫煙者

Kaldahlら（1996c）

　この研究の対象となった患者はp.59〜60に示した患者群と同じである．治療結果を7年間観察し，各被験者の喫煙習慣（ヘビースモーカー＝1日20本以上，ライトスモーカー＝1日19本以下）に基づいて解析を行った．各歯について6か所で通常の垂直的プロービング・アタッチメント・レベルを測定（上図）したほか，大臼歯根分岐部病変で水平的アタッチメント・レベルも測定した（下図）．

　上図は，4群ともベースライン時に比べて平均アタッチメント・レベルがわずかに改善して維持されていることを示している．しかし，下図は，根分岐部において平均で状態がいくらか悪化していて，とくに喫煙者2群で悪化の程度が大きい（ベースライン時に比べてプローブの水平的侵入の平均が大きくなっている）ことを示している．下図は，ある種の制約を考慮して解釈すべきである．喫煙者2群は術前の根分岐部病変がより進行しており，そのためにもともと予後が良くなかったという可能性も考えられる．

14 医学的に問題のある患者の治療
Treatment in Medically Compromised Patients

■ 免疫疾患
Immunological disorders?

Q：歯周治療の結果に影響を与えることがわかっている免疫疾患はあるのか？

A：好中球機能障害を含む全身疾患を有する患者は，歯周炎への感受性が高い（チェディアック-東症候群，ダウン症候群，パピヨン-ルフェーブル症候群，さまざまな好中球減少症など）．これらの状態は稀であるため臨床試験は不可能であるが，論文に数多く発表されている症例報告は，こうした疾患を有する患者では歯周治療の結果が非常に損なわれる可能性があることを示している．

　一部のHIV感染患者には歯周疾患が急性増悪する傾向があり，歯周治療への反応が低下しているとも思われる．現時点では，HIV感染患者の治療への反応が低下していることを示す文献はないようだ．他の免疫疾患についても文献は十分にはない．とはいえ，免疫防御が著しく傷害されている場合には，治療への反応の低下を疑う理由はある．

■ 糖尿病
Diabetes?

Q：糖尿病患者では治療への反応は低下しているのか？　治療により歯周組織の感染を除去することで，糖尿病の代謝コントロールの改善につながるのか？

A：異なる母集団を対象にした横断的研究は，糖尿病患者では非糖尿病患者よりも歯周炎がいくらか多いことを示している．これは，糖尿病が，歯周炎に対する抵抗性に影響を与えていることを示す．喫煙者の場合(p.80参照)と同様に，これらの横断的研究の対象となった患者には治療を受けていない患者も含まれているため，これらの結果を糖尿病患者の歯周治療の予後は必ず不良であると解釈すべきではない．

　5年間行われたある研究は，最適な治療とメインテナンスを提供された糖尿病患者は，糖尿病ではない対照群患者と同等の反応をしうることを示している（3か月ごとにメインテナンス治療，

観察期間中の平均プラークおよびプロービング時の出血は20%以下).この研究にはいくつかの糖尿病合併症(網膜症＋腎症＋神経障害)を有する患者も含まれていた.

　この研究ほど歯周治療のメインテナンスができていない別の研究の結果は,代謝コントロール不良の糖尿病患者では,代謝コントロールが中等度または良好な糖尿病患者,および非糖尿病患者に比べて,治療への反応が低下しているかもしれないと示唆している.しかし,この研究は対象被験者の数が少なく,群間に差異はほとんど認められず,追跡期間も1年しかないためエビデンスとしては限られている.

　治療による歯周組織感染の除去が糖尿病患者の代謝コントロールを改善するかどうかについては,多くの研究で取り上げられている.中等度および進行した歯周炎の患者で,糖分と反応したヘモグロビンを治療前とさまざまな治療段階で測定している.ほとんどの研究は,糖分と反応したヘモグロビン値に歯周治療は影響を与えないと報告している.

■オステオペニア・骨粗鬆症
Osteopenia, osteoporosis?

Q: オステオペニア・骨粗鬆症に罹患している閉経後の女性では,治療に対する反応は低下しているのか？

A: 最近のある研究の結果は,オステオペニア・骨粗鬆症の女性(歯肉縁下歯石が存在する場合)は,骨格の骨密度が正常である女性に比べて付着の喪失がいくらか多いことを示しているが,オステオペニア・骨粗鬆症と歯周病との関係はわかっていない.

　オステオペニア・骨粗鬆症の女性の歯周治療に関する前向き研究はないようである.オステオペニア・骨粗鬆症と歯周病との関連が疑わしいことを考えると,オステオペニア・骨粗鬆症の女性における歯周治療には,一般に影響はないと推測するのが妥当であろう.

■投薬
Medication?

Q: 治療への反応を低下させる可能性のある薬物は何か？

A: カルシウム拮抗薬(ニフェジピンなど),サイクロスポリンA,フェニトインの投薬後に歯肉の増殖が起こることがある.増殖は

口腔清掃状態の良好な患者でもみられるが，清掃不良の患者でより頻繁に起こるようである．持続的な歯肉増殖が，歯周疾患の長期的予後に影響を与えるかもしれないと考えるのは妥当であろう．また，非外科的郭清処置と頻繁なメインテナンス治療に反応しない極度の歯肉増殖に対し，外科的修正を考えるのも妥当であろう．ただし，これを支持する科学的根拠は限られている．

■循環器疾患
Cardio-vascular diseases?

Q：歯周治療により循環器疾患のリスクは減少するのか？

A：いくつかの横断的疫学調査から，歯周炎の存在と循環器疾患（心筋梗塞，脳卒中など）の発生との間に関連があることがわかっている．原因と結果の関連については解明されていない．すなわち，われわれには，歯周炎が循環器疾患に寄与しているのか，またはその逆なのか，それとも両疾患は現時点ではわかっていないほかの因子に依存しているのか，不明である．

　この問題は，治療を伴う対照臨床試験か介入研究が行われるまでは明らかにならない．しかし，起こりうる循環器疾患の重篤度を考えると，循環器疾患リスクのある歯周炎患者には，適切な歯周治療が必要であることを強調する理由は，現時点ですでにあるといってよい．

■早産
Premature birth?

Q：歯周治療により妊婦の早産のリスクは減少するのか？

A：循環器疾患の場合と同様に，歯周炎の存在と早産・低出産体重との間に関連があることがわかっている．さらに，妊婦に関する最新の前向き臨床研究において，歯周治療を受けた実験群では早期出生／低体重時の頻度は2％であったのに対し，コントロールグループでは10％であった．このように，出産を控えているような女性における歯周治療の必要性は，強調されるべきことを示す証拠がある．

15 メインテナンス治療
Maintenance Therapy

■ 細菌叢の再定着
Subgingival recolonization?

Q: 歯周病関連の細菌叢の歯肉縁下での再定着（リコロナイゼーション）は，どのような状況下で起こるのか？

A: このことの証明のひとつは，歯周病関連の細菌叢は歯肉縁上のプラーク・コントロールが行われないと，歯肉縁下のデブライドメント後2～3か月で再定着するということである．そしてもうひとつの証明は，適切な歯肉縁上のプラーク・コントロールが効果的に再定着を防ぐということである．

■ リコールの頻度
Frequency of recalls?

Q: 病変の進行を最小限にするには，リコールでの来院や「予防」はどれくらいの頻度で必要なのか？ 頻繁なリコールで個々のプラーク・コントロール不足を補償できるか？

A: 進行した歯周病患者における研究では，年に2～4回のリコールにおいて，専門的な歯肉縁上または縁下のデブライドメントを行うことで，当初の全顎的な改善を維持するといわれている．逆にいえば，継続管理なしでの治療は病変の再発を招くということである．

　間接的な証拠，たとえば異なるプラーク指数の人々における8年間の継続管理での分析では，頻繁なリコールでの治療がプラーク・コントロールの不十分な点を補償することができるかもしれないことを示している（次ページの図参照）．

　臨床では個々の基準においてリコールの頻度が決定されるべきだろう．個々の患者の継続的なモニタリングによって，リコールの間隔をどれくらい延ばせるか，徐々に判断できるようになろう．

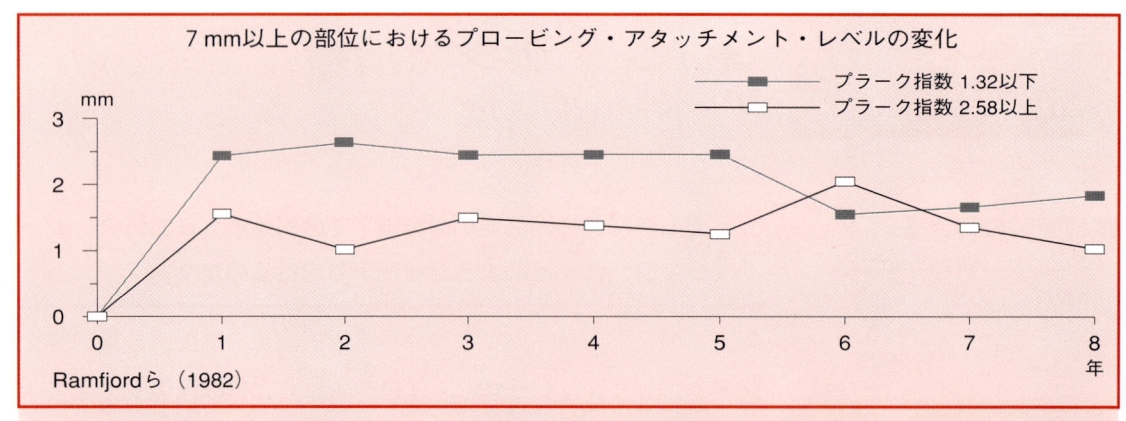

15 Maintenance Therapy

7mm以上の部位におけるプロービング・アタッチメント・レベルの変化

― プラーク指数 1.32以下
― プラーク指数 2.58以上

Ramfjordら（1982）

これらの値は，年4回のリコールでフォローした非外科的または外科処置後8年間の研究を基にしている．年ごとのプラーク指数は量的な指標を利用している．このグラフでは，二つのグループに分けた患者に対して，最初に歯周ポケットが7mm以上あった部位の経過を示している．

二つのグループとは，被験者のうち1〜8年のプラーク・スコアがもっとも低い平均を記録した(1.32以下)25％と，もう一つは最高の平均を記録した(2.58以上)25％である．両グループにとって平均的なプロービングによるアタッチメント・レベルの改善は，8年に及ぶ経過観察で維持されている．この結果から，個人のプラーク・コントロール不足が，頻繁なリコールによる処置で補われていることがわかる．

■リスク評価
Risk assessment?

Q： 個々の患者の感受性を評価したり，それによってメインテナンスの必要性を決定する方法はあるのか？

A： すでにわかっているように，過去の歯周病に関する発見は歯周病のさらなる悪化のリスクを示したにすぎなかった．正確にいえば，病変の再発に対する患者の感受性を判定するための実証された方法はなかった（免疫のシステムに影響を及ぼすいくつかの全身的疾患――p.82参照，遺伝子診断，後述――を除いて）．

これは，治療の評価やモニタリングは歯周組織の破壊の量や患者の年齢も考慮に入れ，以前の疾病の進行の度合と関連すべきだということを意味する．たとえば，30歳前で重篤な進行性の歯周病に罹患している患者に対してはリコールの間隔を短く，妥協のない完全な記録を行うべきである．また，60歳の患者で今まで歯周病の治療を受けたことがなく，多量のプラークや歯石のある人などは治療に対してよい反応を示すことが予想され，より少ないリコールやメインテナンスで十分と思われる．

特異的なインターロイキン―1遺伝子を診断するための遺伝子テストが市販されている（歯周病感受性テストPeriodontal Susceptibility Test, PST™）．このテストに陽性の患者は歯周病の

進行におけるリスクが高いといわれる．生物学的な根拠は，この遺伝子型陽性患者は陰性患者に比べて，炎症と破骨細胞活性化を増強するサイトカインであるインターロイキン—1の産生量が多いという事実にある．しかし，報告されている臨床結果は一致していない．それゆえ，このテストはメインテナンス中の指標としては疑問である．

■ 病変進行の確定
Determination of Progression?

Q：継続する病変の進行を，それぞれの部位においてどのように決定すればよいのか？

A：処置後に深くなるプロービングの深さは，アタッチメント・ロスや稀に歯肉縁の歯冠側への移動で説明される．それゆえ，時間のかかるプロービングによるアタッチメント・レベルの測定は臨床では必要ではない．なぜなら，プロービングの深さの増加の大部分はアタッチメントの喪失だからである．メインテナンス中は，アタッチメントが失われていると思われる部位を探すために，最新のプロービングの深さをメインテナンス開始時の記録と比較しなくてはならない．

　プロービングの深さの測定の再現性に関する研究では，1mmの偏差は再プロービングの25〜35％，2mmの偏差は再測定の5〜10％を占め，3mmの偏差は0〜3％を占める．これは，2回の測定で得られた記録の中で1mmの相違はプロービング時のミスであることを意味する．また，2mmの相違は本来の変化を反映していない可能性もある．プロービング時のミスの可能性は，とくに潜在的に大きなミスが起きていると思われる大臼歯や深いポケットの部位で考慮されねばならない．しかしながら，メインテナンス開始時の記録と比較して，プロービングの深さの2mmあるいはそれ以上の増加は，おそらくアタッチメント・ロスを反映している．この相違を変化の指標として利用することは実用的である．

16 歯の喪失
Tooth Loss

■根分岐部病変
Furcation involvement?

Q： 歯周病患者において，根分岐部の病変を伴った多根歯と伴っていない歯の寿命はどの程度異なるのか？

A： この質問の答えは，処置を始めるときの根分岐部の病変の程度を考慮に入れなくてはならない．不運にもこれに関しては利用できる調査が行われていない．それにもかかわらず，処置後の平均約20年間における歯の喪失に関する過去の分析では，最初に根分岐部病変を伴っていない大臼歯に比べ，根分岐部病変を伴った大臼歯の方が歯の喪失は数倍の頻度で起こっていた．

■歯種による喪失の差
Tooth types?

Q： 歯周治療を受けた歯種によって歯の喪失に相違があるか？

A： 大臼歯が他の歯種に比べ頻繁に失われ，おそらくこれは大臼歯の根分岐部病変の進行と関連していると思われる．小臼歯，犬歯，前歯などではあまり違いは認められない．下顎の歯，とくに犬歯は上顎の歯に比べいくぶん良好な予後が得られるようである．

これらの表は三つの回顧的な調査からのデータである．患者には治療後も定期的に歯周病のメインテナンスが続けられている．この三つの調査の結果は，データ分析の類似性において比較することができる．この結果の一致は注目に値する．

対象

	調査		
	Hirschfeld, Wasserman (1978)	McFall (1982)	Goldmanら (1986)
患者数	600	100	211
治療開始時の年齢(範囲)	42 (12〜73)	44 (8〜71)	42 (12〜67)
患者一人当りの平均歯数	26☆	26☆	27☆☆
メインテナンス期間 (年，範囲)	22 (15〜53)	19 (15〜29)	22 (15〜34)
メインテナンス間隔(月)	4〜6	3〜6	3〜6

☆　処置終了後
☆☆　本来の処置前

メインテナンス期間中に喪失した歯の割合（%）

	調査		
	Hirschfeld, Wasserman (1978)	McFall (1982)	Goldmanら (1986)
喪失歯の総計	8	11	13
−歯周病が原因	7	10	—†
−その他の原因	1	1	—†
根分岐部病変を伴わない大臼歯			
−上顎大臼歯	33	56	43
−下顎大臼歯	29	58	45
根分岐部病変を伴う大臼歯			
−上顎大臼歯	33	56	43
−下顎大臼歯	29	58	45

†　データ不明

16 Tooth Loss

メインテナンス期間中に喪失した歯の割合（%）

	調査		
	Hirschfeld, Wasserman (1978)	McFall (1982)	Goldmanら (1986)
上顎			
第二大臼歯	19	23	28
第一大臼歯	16	16	29
第二小臼歯	6	9	15
第一小臼歯	6	10	12
犬歯	4	5	7
側切歯	6	8	10
中切歯	5	8	11
下顎			
中切歯	6	9	8
側切歯	3	7	6
犬歯	1	1	0.2
第一小臼歯	2	6	3
第二小臼歯	3	6	7
第一大臼歯	10	16	16
第二大臼歯	11	13	24

17 付着歯肉の欠如
Lack of Attached Gingiva

■歯肉移植
Gingival grafting?

Q: 付着歯肉のない部位への遊離歯肉移植術は，付着歯肉を増加させるか？

A: 口蓋の歯肉を供給側とした歯肉−歯槽粘膜境への遊離歯肉移植術は，角化歯肉幅の増加と付着歯肉の形成を長期間もたらす．

■付着歯肉の必要性
Need for attached gingiva?

Q: 付着歯肉の欠損した部位は，付着歯肉が確実にある部位に比べて歯肉が退縮し，付着が減少する傾向があるか？

A: 付着歯肉のない部位が，付着歯肉をもつ部位に比べて，歯肉の退縮や付着の減少が起こりやすいとは一般的に考えられていない．それゆえ，遊離歯肉移植術が一般的に安定した状態をもたらすとは思われていない．

しかしながら，過去の研究をみると，たとえば小帯や頬粘膜の近接がないような部位においても，付着歯肉の欠如や不足が認められている．このような状況では，歯肉移植は役に立つかもしれない．

歯肉移植は，最小限度の量の付着歯肉しかない部位の歯肉縁下に，クラウン・マージンを設定する際に奨められてきた．しかし，この概念を推奨したり評価した臨床研究はない．

17 Lack of Attached Gingiva

両側性に付着歯肉が存在しない部位に移植を行い、移植を行った部位と比較した6年後の結果(Kennedyら,1985)

測定値（mm）	移植部位 術前	移植部位 6年後	非移植部位 術前	非移植部位 6年後
角化歯肉幅☆	0.8	5.5	0.9	1.3
付着歯肉幅☆☆	0.0	4.2	0.0	0.2
プロービング値	1.6	1.3	1.7	1.3
歯肉退縮	2.3	1.7	2.4	2.6
プロービング・アッタチメント・レベル☆☆☆	4.1	3.1	4.0	4.1

☆　　　歯肉縁から歯肉粘膜境までの距離
☆☆　　歯肉縁から歯肉粘膜境までの距離から，プロービング値を減じた距離
☆☆☆　セメント-エナメル境からのプロービング・デプス

　当初両側の頬側歯肉に歯肉退縮，根面露出と付着歯肉の欠如がみられた患者の状態を示す．一方の歯肉には，口蓋側を供給側とする遊離歯肉移植が行われた．もう一方は移植を行わない対照とした．移植された部位では，6年間増加した角化および付着歯肉は維持されていた．いくつかの部位では，歯肉退縮の減少とアタッチメント・レベルの獲得が観察された．しかし，移植されなかった部位でも6年間の安定は失われなかった．

18 限局した歯肉退縮の処置
Treatment of Localized Gingival Recessions

■ 歯根被覆の必要性
Indications?

Q: 露出した唇側歯根表面を覆う処置の必要性は何か？

A: 歯根を被覆する処置は主として審美的な理由による．また，露出した部位の歯肉による被覆を長期にわたって達成しようとするものである．処置が成功するためには，隣在歯に十分な歯周組織の支持や歯肉の高さがあり，VやY型の限局した欠損がある歯に限られる．

■ 歯根被覆処置
Procedures?

Q: 評価されている処置は何か？

A: 予知性が高く，かつ十分な歯根被覆が可能な処置を決定しようとする試みがなされている．これらの処置には以下のものがあげられる．
- 歯肉弁側方移動術
- 歯肉弁歯冠側移動術
- 遊離歯肉移植術
- 結合組織移植術
- バリアーメンブレンの設置

処置の前段階として，露出した歯根表面にデブライドメントを行う．露出した歯根面唇側の凸状の彎曲もまたしばしば平坦にされる．歯根表面の脱灰も有益かもしれない（p.74参照）．

[有茎歯肉弁側方移動術]

まず，退縮部位を囲む歯肉のカラーにあたる部分は，接合上皮部を含め除去される．露出した部位は，隣接した歯から移動してきた同じサイズの全層歯肉弁で覆われる(sliding flap)．この処置は，隣接する歯に十分な量の付着歯肉の存在を必要とする．

[歯肉弁歯冠側移動術]

歯肉退縮部に対して歯肉溝切開，近心そして遠心に縦切開を入れ，全層歯肉弁を剝離する．歯肉弁は骨膜切開によって，移動・延長され，露出した歯根表面を覆うように歯冠側に復位して縫合される．

またこの方法は，2段階の処置で行われることもある．根面被覆の2, 3か月前に，歯肉-歯槽粘膜境に遊離歯肉を移植するといった予備的な外科手術を行う．この目的は，歯冠側移動に先立って角化歯肉の幅を増大することである．(p.91, 92参照)

[遊離歯肉移植術]

歯肉退縮部の辺縁の骨膜を残して部分層弁で剝離した受容床を作製する．露出した歯根表面や周囲の受容床を，口蓋の小臼歯から大臼歯にいたる部位から採取した同一サイズの供給歯肉組織で覆う(結合組織＋上皮)．

[結合組織移植術]

部分層弁を歯肉溝切開，近心，遠心切開を用いて剝離する．露出した歯根表面や周囲の受容床を，口蓋の小臼歯から大臼歯部位から採取した同一サイズの供給歯肉組織で覆う(結合組織のみ)．歯肉弁は露出した歯根を覆っている結合組織移植片の一部を露出した状態のまま復位される．

またこの処置法は，歯冠側歯肉弁移動術と組み合わせて行われることもある．この場合には，すべての結合組織移植片は歯冠側に移動した部分層歯肉弁によって覆われる．

[バリアーメンブレンの設置]

歯肉溝切開や垂直，近心，遠心切開を行ったのちに，粘膜骨膜弁を露出した歯の歯冠側へ移動する．歯肉弁は骨膜切開によって可動性が増し，延ばすことができる．適当なサイズに整えられたバリアーメンブレンを，露出した歯根や周囲の骨辺縁を覆うように設置する．歯肉弁はメンブレン全体を覆うように元の位置に戻され，歯冠側で縫合する．吸収性，または非吸収性のメンブレンが使用できる．後者は外科処置後4〜6週に，狭い範囲の二次手術によるメンブレン除去が必要である．

■新付着
New attachment?

Q：臨床的に成功した根面被覆は，新しい結合組織付着によるものか，それとも長い接合上皮性の付着によるものか？

A：もし新しい付着が処置後に得られるということを確認する目的なら，唇側の組織とともに抜歯して，組織学的に検査する必要がある．この必要性は，この質問の秩序だった研究を妨げている．それゆえ臨床的に成功と評価される新しい結合組織付着が，どの

程度そしてどの範囲に起こるのかは確認されていない．処置後に生検を行ったいくつかのケースレポートは，新しい付着は少なくとも治療された部位の一部に生じることを証明している．

■ 骨再生
New bone?

Q： 臨床的に成功した根面被覆の際，歯槽骨頂の再生は起こっているか？

A： 新付着についていえば，どの程度の根面被覆が唇側の骨頂の再生を起こすのかは知られていない．この疑問に言及しているいくつかのケースレポートや，ポリ乳酸の膜を使用したのち，1年あるいはそれ以上経過して行ったリエントリーの結果では，骨の添加は起こるかもしれないとしている．

■ 臨床結果
Clinical results?

Q： 種々の根面被覆処置後の結果はどうか？　よりよい結果が得られる欠損のタイプはあるか？　術直後に得られた結果の長期的な安定性は？

A： 現在までの研究によると，限局したVあるいはU型の欠損では，露出した歯根表面の平均60〜90％が歯肉組織によって覆われることを示している．歯肉弁歯冠側移動術，結合組織移植術，またはバリアーメンブレンを使用した最近の研究では，歯肉弁側方移動術や遊離歯肉弁移植術などを用いた従来の手法に比べ，よりよい根面被覆が得られるように思われるが，特定の方法が他の方法よりも優れていることを示す確かな証拠はない．

　脱灰する薬剤を使用して歯根表面をコンディショニングすることは，臨床的な観察結果を増強するというわけではない．また狭い範囲の退縮部位は予後良好であるといわれているが，この概念の裏付けとなる研究はいまだに少ない．また，比較研究の観察間隔はおよそ6〜12か月に限られている．しかしながら，少数の比較研究やいくつかのケースレポートからの長期にわたる研究では，少なくとも5年以上は安定していることが示唆される（おそらく，外傷を与えるような歯磨きはなされていないという推測のもとでは）．

　根面被覆においての比較研究結果の一覧表を次ページに示す．

18 Treatment of Localized Gingival Recessions

限局した歯肉退縮（調査結果）

報告者	処置法	対象部位数	術前の歯肉退縮量☆ (mm)	被覆された根面の割合（％）
Olesら (1985)	歯肉弁側方移動術	18	3.8	73
	歯肉弁側方移動術＋クエン酸処理	18	3.7	57
Caffesseら (1987)	歯肉弁側方移動術	14	4.2	56
	歯肉弁側方移動術＋クエン酸処理	14	5.0	61
Ibbottら (1985)	遊離歯肉弁移植術	15	3.0	58
	遊離歯肉弁移植術＋クエン酸処理	15	3.0	52
Bertrand, Dunlap (1988)	遊離歯肉弁移植術	10	3.5	66
	遊離歯肉弁移植術＋クエン酸処理	10	3.9	74
Wennström, Zucchelli (1996)	歯肉弁歯冠側移動術	45	4.1	97
	結合組織移植術＋歯肉弁歯冠側移動術	58	4.0	99
Bouchardら (1994)	結合組織移植術	15	4.5	65
	結合組織移植術＋クエン酸処理＋歯肉弁歯冠側移動術	15	4.2	70
Pini Pratoら (1996)	PTFE膜	25	5.5	73
	遊離歯肉弁移植術＋歯肉歯冠側移動術	25	5.4	72
Jepsenら (1998)	チタン強化型PTFE膜	15	3.6	87
	結合組織移動術	15	3.6	87
Zucchelliら (1998)	PTFE膜	18	5.7	81
	ポリ乳酸膜	18	5.8	86
	結合組織移植術＋歯肉弁歯冠側移動術	18	5.6	94

☆歯肉退縮部における唇側中央のセメント-エナメル境から歯肉縁までを測定した

　いろいろな外科手術を用いて根面被覆がなされた結果を示す．術前の歯根の露出部位に対しての平均の根面被覆率は52〜99％にわたる．最近の歯肉弁歯冠側移動術，結合組織移植術，バリアーメンブレンの設置を用いた研究では，従来の有茎歯肉弁側方移動術や遊離歯肉弁移植術よりもいくらか被覆率が高いようである．脱灰薬剤による根面の処理は，臨床的には結果に影響をあたえていない．

19 若年性歯周炎の治療
Treatment of Juvenile Periodontitis

■ 診断
Diagnosis?

Q: 若年性歯周炎の特徴は何か？

A: 従来，限局性若年性歯周炎は疾病の概念が異なると考えられてきた．患者は十代に多く，切歯と第一大臼歯に歯周ポケットの形成と骨欠損がみられる．骨欠損部の微生物サンプルは*Actinobacillus actinomycetemcomitans*の割合が高い．切歯と第一大臼歯に限局しておらず，十代と二十代で診断される病変の場合は全部性若年性歯周炎とみなされてきた．若い患者における進行した歯周病の存在は，その患者が若年性歯周炎であることを強く示唆する．しかしながら，限局性あるいは全部性若年性歯周炎が，成人性歯周炎と本当に疾病の概念が異なることを証明する研究は限られている．

歯肉縁下の細菌叢における高い割合の*A. actinomycetemcomitans*の存在は成人性歯周炎のものとは異なるが，これも確定的な証拠とはいえない．しかし若い人における疾病への感受性の増加を考えると，若年性歯周炎の治療は成人性歯周炎よりも困難であるとすることの理由はある．それに加えて，若年性歯周炎では歯肉の組織内に*A. actinomycetemcomitans*が存在するという研究があるので，通常行う歯肉縁下のデブライドメントでは病巣を除去できないかもしれない．

（最新の国際的なワークショップでは，若年性という言葉が必ずしも当てはまらないことから，限局性若年性歯周炎，あるいは広範性若年性歯周炎を限局性浸襲性歯周炎，および広範性浸襲性歯周炎と名前を変えることが提唱された）

■ 効果的な治療
Effective treatment?

Q: 若年性歯周炎での非外科的な機械的治療の価値は？　望ましい治癒を得るための追加の外科的治療は？　全身的な抗生物質治療は必要とされるのか？

A: 限局性若年性歯周炎に対する，有効な治療に関する情報はある．今までの研究の多くはケースレポートや短期間の研究で，限

られた症例数や部位であるため治療効果の説明や比較が難しい．また，結果はさまざまである．スカンジナビアの長期間の研究で，歯肉下のデブライドメントを含む機械的処置は，追加的な外科手術なしで効果的であったという報告がなされている．その他の研究の結果，とくに北米では抗生物質，外科的処置ともに治癒に必要としている．テトラサイクリンのみを全身的に使用したときの有用性を報告したものはほとんどない．

　若年性歯周炎における一致した意見はない．これらの研究の結果がさまざまであることは，治療される患者が同一でないためかもしれない．たとえばいくつかのデータがあるのだが，スカンジナビア地域の *A. actinomycetemcomitans* は世界のほかの地域に比べて悪性度が弱いとする報告もある．また，白人よりもアフリカ系アメリカ人やヒスパニックにおいて毒性の高い菌種が存在するという報告もある．

スカンジナビア歯周病クリニックの臨床より，①14〜19歳の限局性若年性歯周炎の患者（11人），②23〜29歳の切歯と大臼歯に骨欠損がみられ，その他の部位には異常がない患者（後思春期性歯周炎5人）の二つのグループの結果を以下に示す．

両グループともに口腔衛生指導を受け，スプリットマウスでルート・プレーニング（RPL），またはWidman改良法によるフラップ手術（MWF）のいずれかを受けている．

60か月の観察期間の間，メインテナンスケアはつぎのように行われた．
- 最初の6か月：歯肉縁上の清掃を1か月に1回．
- 6〜24か月：歯肉縁上の清掃を3か月に1回．
- 24〜60か月：患者はかかりつけの医師にまかせる．メインテナンスケアの有無はわからない．

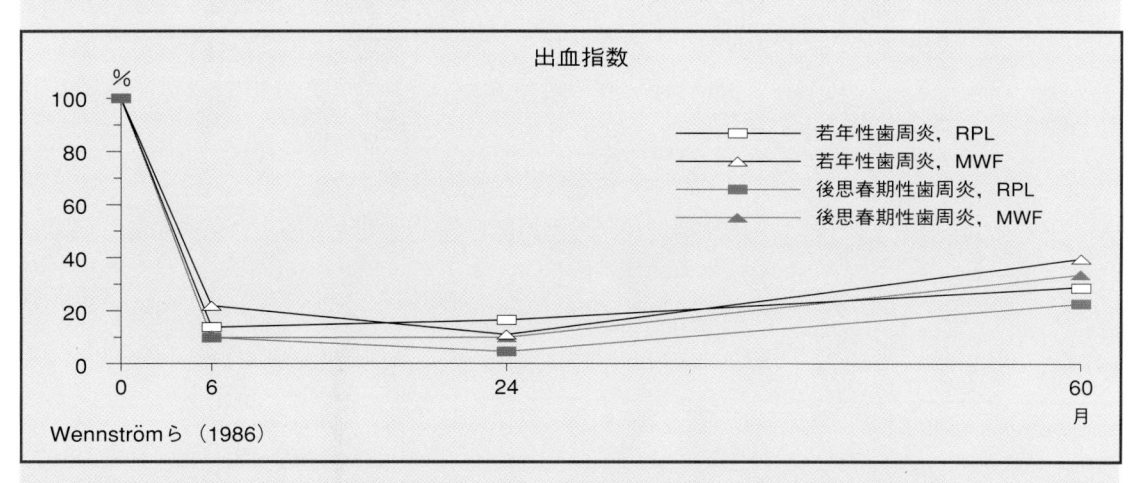

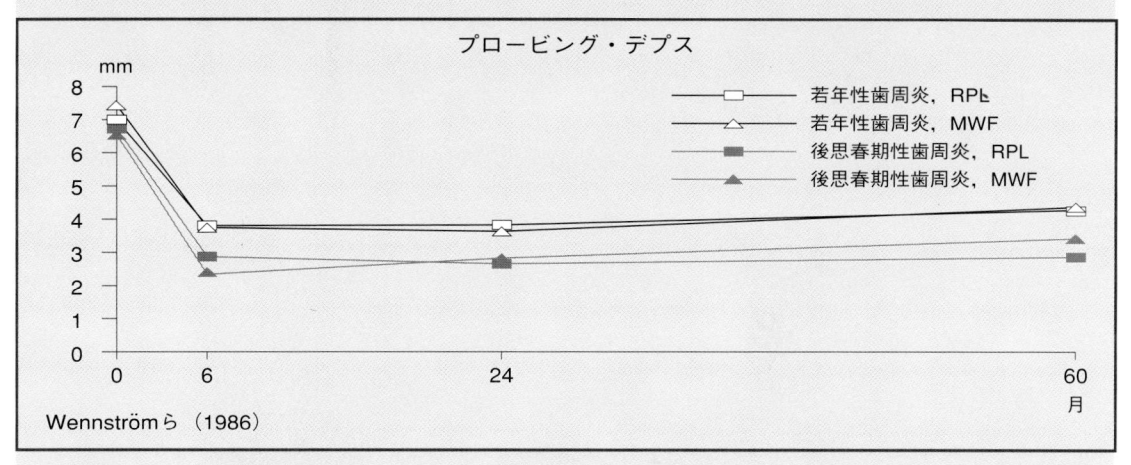

出血指数

- 若年性歯周炎，RPL
- 若年性歯周炎，MWF
- 後思春期性歯周炎，RPL
- 後思春期性歯周炎，MWF

Wennströmら（1986）

プロービング・デプス

- 若年性歯周炎，RPL
- 若年性歯周炎，MWF
- 後思春期性歯周炎，RPL
- 後思春期性歯周炎，MWF

Wennströmら（1986）

類似した改善が若年性歯周炎でも後思春期性歯周炎でもみられ，外科処置をしてもしなくても同様であった．初期治癒後の再発が24〜60か月の間に両患者グループともみられたし，両治療ともにみられた．この期間の管理されたメインテナンスケアの欠如が，再発の説明となるかもしれない．

壊死性歯周炎の治療
Treatment of Necrotizing Periodontitis

■壊死性歯周炎の疾病概念
Separate disease entity?

Q：壊死性歯周炎と一般の歯周炎とは異なるか？

A： 壊死性歯周炎（急性壊死性歯周炎：ANUG）の臨床的特徴が，慢性の歯肉炎や慢性歯周炎とはまるで異なっているので，別の違った疾患とみなされている．産業社会で壊死性歯周炎は今日ではまれである．最近の研究では，HIV陽性がHIV陰性よりもよりかかりやすいかもしれないといわれている．

　抗生物質の使用は急性症状の緩和に効果がある．このことは，この疾患の進行に細菌が何らかの関与をしていることを示している．壊死組織は微生物，とくにスピロヘータ，フソバクテリアの増殖の場となる．しかし，これらの細菌は二次的に増殖しただけで，疾患の発生には関与していないかもしれない．

　この疾患は感染しない．このことは発病が外因性因子ではなく，宿主の常在菌に対する抵抗力の低下のために起こることを示している．HIV陽性以外に確実に罹患を容易にする因子は不明であるが，ストレスや喫煙などが疑われている．産業社会において観察される場合は，15～30歳に壊死性歯周炎が好発する事実に対する説明も困難である．それゆえ壊死性歯周炎の原因として解明されているものには限界がある．おそらく，もともと存在した慢性の歯肉炎や歯周病の悪化，あるいは歯肉結合組織に侵襲したある種の細菌に対しての免疫力の低下のため引き起こされるのかもしれない．

■効果的な治療
Effective treatment?

Q：壊死性歯周炎にもっともよい治療法は何か？

A： 壊死性歯周炎に対するさまざまな治療法の比較はあまりなされていない．治療の試みは何年も経験主義的になされてきた．それにもかかわらず，適切な処置に関しての討論は少しもなされていない．

　局所の場合は，病変部とその隣接した根面の毎日の専門家による機械的清掃と過酸化水素やヨード製剤などの消毒剤を局所的に

使用するとよいかもしれない．より痛みが強く，広範囲の病変の場合には抗生物質による治療がよいかもしれない．ペニシリンやテトラサイクリンも同様の効果を表わすにもかかわらず，メトロニタゾールが選択されているようである．抗生物質は2,3日で急性症状を緩和するが，毎日の専門医による口腔清掃と消毒剤の使用と併せて，潰瘍が治癒するまで投与を継続すべきである．はじめは痛みのため口腔清掃ができないかもしれないが，抗生物質を飲み始めて2,3日以内に口腔清掃を開始すべきである．口腔全体の歯肉縁上および縁下の清掃は，可能なかぎり行わなければならない．クロルヘキシジンによる含嗽は，プラーク・コントロールが効果的になされるまでは行う．急性損傷部位には表面が壊死したフィブリンに覆われてるため，クロルヘキシジンが効きにくいかもしれない．

　プラーク・コントロールが困難あるいは不可能になる歯間部のクレーターとして，組織の破壊がよく起こる．急性症状が治療されたのちに，その歯間部を外科的に整える．より小さい歯間部のクレーターは，歯肉形成術によって整形する．より大きな欠損の十分な修復を得るためには，フラップ手術や骨移植が必要となるかもしれない(HIV陽性の場合は外科処置は不適かもしれないが)．

　疾患の再発はあまりない．それゆえに，状態の安定を確信するまでしばしばリコールするべきであろう．

　壊死性歯周炎の患者は，HIV陽性あるいは血液検査に対する関心が薄いことを念頭においておかなければならない．適切な処置は，HIVの感染を考慮に入れたうえでなされねばならない．適切な配慮のもとにHIVの状態をみて処置することが必要である．

21 参考文献
Literature

Supplementary reading

本書の内容に関して，追加のあるいはより詳細なレビューを必要とする読者は，本書の著者による以下の本を参照するとよい．

Egelberg J : Oral Hygiene Methods - The Scientific Way. Synopsis of Clinical Studies. OdontoScience, Malmö, 1999.

Egelberg J : Periodontics - The Scientific Way. Synopses of Clinical Studies, 3rd ed. OdontoScience, Malmö, 1999.

そのような読者は，さらに以下のワークショップの内容も参照するとよい．

Proceedings of the 1st European Workshop on Periodontology. ed Lang NP, Karring T. Quintessence Publishing, London, 1994.

Proceedings of the 2nd European Workshop on Periodontology. ed Lang NP, Karring T, Lindhe J. Quintessence Publishing, Berlin, 1997.

Proceedings of the 1996 World Workshop in Periodontics. Annals of Periodontology, 1, November 1996.

Proceedings of a Workshop on Mechanical Plaque Control. ed. Lang NP, Attström R, Lindhe J. Quintessence Publishing, Berlin, 1998.

References（reviewed in this text）

Ainamo J, Xie Q, Ainamo A, Kallio P : Assessment of the effect of an oscillating/rotating electric toothbrush on oral health. A 12-month longitudinal study. Journal of Clinical Periodontology, 24, 28-33, 1997.

Badersten A : Nonsurgical Periodontal Therapy. Thesis. University of Lund, Sweden, 1984.

Brayer WK, Mellonig JT, Dunlop RM, Marinak KW, Carson RE : Scaling and root planing effectiveness : The effect of root surface access and operator experience. Journal of Periodontology, 60, 67-72, 1989.

Buchanan SA, Robertson PA : Calculus removal by scaling/root planing with and without surgical access. Journal of Periodontology, 58, 159-163, 1987.

Claffey N, Egelberg J : Clinical characteristics of periodontal sites with probing attachment loss following initial periodontal treatment. Journal of Clinical Periodontology, 21, 670-679, 1994.

Drisko CL, Cobb CM, Killoy WJ, Michalowicz BS, Pihlstrom BL, Lowenguth RA, Caton JG, Encarnation M, Knowles M, Goodson JM : Evaluation of periodontal treatments using controlled-release tetracycline fibers : Clinical response. Journal of Periodontology, 66, 692-699, 1995.

Fleischer HC, Mellonig JT, Brayer WK, Gray JL, Barnett JD : Scaling and root planing efficacy in multirooted teeth. Journal of Periodontology, 60, 402-409,

1989.

Goldman MC, Ross IF, Goteiner D : Effect of periodontal therapy on patients maintained for 15 years or longer. A retrospective study. Journal of Periodontology, 57, 347-353, 1986.

Grossman E, Meckel AH, Isaacs RL, Ferretti GA, Sturzenberger OP, Bollmer BW, Moore DJ, Lijana RC, Manhart MD : A clinical comparison of antibacterial mouthrinses : Effects of chlorhexidine, phenolics, and sanguinarine on dental plaque and gingivitis. Journal of Periodontology, 60, 435-440, 1989.

Hirschfels L, Wasserman B : A long-term survey of tooth loss in 600 treated periodontal patients. Journal or Periodontology, 49, 225-237, 1978.

Kaldahl WB, Kalkwarf KL, Patil KD, Molvar MP, Dyer JK : Longterm evaluation of periodontal therapy : I. Response to 4 therapeutic modalities. Journal of Periodontology, 67, 93-102, 1996a.

Kaldahl WB, Kalkwarf KL, Patil KD, Molvar MP, Dyer JK : Longterm evaluation of periodontal therapy : II. Incidence of sites breaking down. Journal of Periodontology, 67, 103-108, 1996b.

Kaldahl WB, Johnson GK, Patil KD, Kalkwarf KL : Levels of cigarette comsumption and response to periodontal therapy. Journal of Periodontology, 67, 675-681, 1996c.

Kennedy JE, Bird WC, Palcanis KG, Dorfman HS : A longitudinal evaluation of varying widths of attached gingiva. Journal of Clinical Periodontology, 12, 667-675, 1985.

Loos B, Claffey N, Crigger M : Effects of oral hygiene measures on clinical and microbiological parameters of periodontal disease. Journal of Clinical Periodontology, 15, 211-216, 1988.

McFall WT : Tooth loss in 100 treated patients with periodontal disease. Journal of Periodontology, 53, 539-549, 1982.

Ramfjord SP, Morrison EC, Burgett FG, Nissle RR, Shick RA, Zann GJ, Knowles JW : Oral hygiene and maintenance of periodontal support. Journal of Periodontology, 53, 26-30, 1982.

Ramfjord SP, Caffesse RG, Morrison EC, Hill RW, Kerry GJ, Appleberry EA, Nissle RR, Stults DL : 4 modalities of periodontal treatment compared over 5 years. Journal of Clinical Periodontology, 14, 445-452, 1987.

Siegrist BE, Gusberti FA, Brecx MC, Weber HP, Lang NP : Efficacy of rinsing with chlorhexidine gluconate in comparison to phenolic and plant alkaloid compounds. Journal of Periodontal Research, suppl, 60-73, 1986.

Stelzel M, Flores-de-Jacoby L : Topical metronidazole application in recall patients. Long-term results. Journal of Clinical Periodontology, 24, 914-919, 1997.

Söderholm G, Egelberg J : Teaching plaque control. II. 30-minute versus 15-minute appointments in a three-visit program. Journal of Clinical Periodontology, 9, 214-222, 1982.

Söderholom G, Nobréus N, Attström R, Egelberg J : Teaching plaque control. I. A five-visit versus a two-visit program. Journal of Clinical Periodontology, 9, 203-

213, 1982.

Volpe AR, Schiff TJ, Cohen S, Petrone ME, Petrone D : Clinical comparison of the anticalculus efficacy of two triclosan-containing dentifrices. Journal of Clinical Dentistry, 3, 93-95, 1992.

Wennström A, Wennström J, Lindhe J : Healing following surgical and non-surgical treatment of juvenile periodontitis. A 5-year longitudinal study. Journal of Clinical Periodontology, 13, 869-882, 1986.

Westfelt E, Rylander H, Dahlen G, Lindhe J : The effect of supragingival plaque control on the progression of advanced periodontal disease. Journal of Clinical Periodontology, 25, 536-541, 1998.

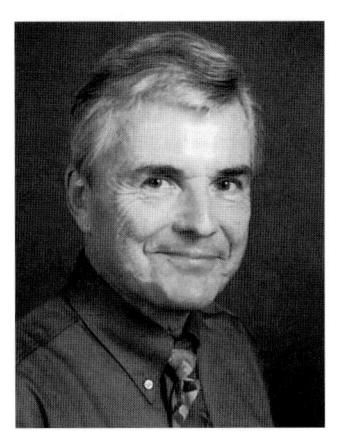

著者紹介

Dr Jan Egelbergは，Malmö大学歯学部（スウェーデン）で，歯周病学講座の主任教授を務めたのち，Loma Linda大学（アメリカ，カリフォルニア）で主任教授として10年間にわたり研究と歯周病学科の専門医生の指導を行った．その後，本書の英語版にあたる「Current Facts on Periodontal Therapy-Q&A」等の執筆を含む歯周病学教育の仕事に従事するために故郷スウェーデンに帰国した．本書は，Dr Egelberg自身の歯周病治療についての経験や研究活動，そして彼の長期にわたる歯周病学における教育の知識に基づいて書かれている．